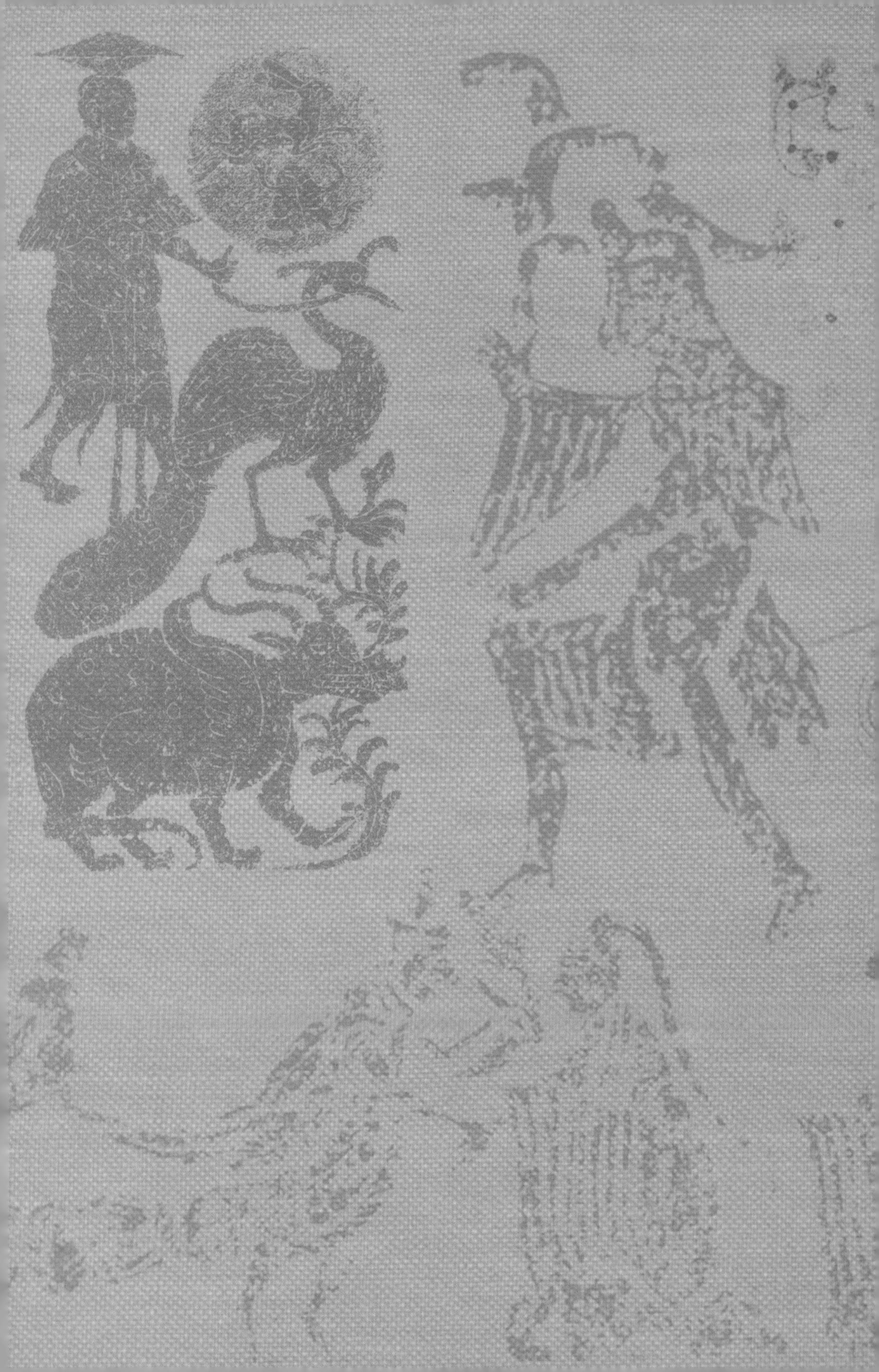

中国古医籍整理丛书

脏腑图说症治合璧

清·罗定昌　著

谢　薇　柳亚平　杨胜林　汪　剑　校注

中国中医药出版社

·北　京·

图书在版编目（CIP）数据

脏腑图说症治合璧/（清）罗定昌著；谢薇等校注．—北京：中国中医药出版社，2021.9

（中国古医籍整理丛书）

ISBN 978-7-5132-6913-1

Ⅰ．①脏…　Ⅱ．①罗…　②谢…　Ⅲ．①脏腑－学说　Ⅳ．①R223.1

中国版本图书馆 CIP 数据核字（2021）第 056421 号

中 国 中 医 药 出 版 社 出 版

北京经济技术开发区科创十三街 31 号院二区 8 号楼

邮政编码　100176

传真　010 64405721

廊坊市祥丰印刷有限公司印刷

各地新华书店经销

*

开本 710×1000　1/16　印张 16　字数 174 千字

2021 年 9 月第 1 版　2021 年 9 月第 1 次印刷

书　号　ISBN 978－7－5132－6913－1

*

定价　68.00 元

网址　www.cptcm.com

如有印装质量问题请与本社出版部调换（010 64405510）

版权专有　侵权必究

服务热线　010 64405720

购书热线　010 64065415　010 64065413

微信服务号　zgzyycbs

书店网址　csln.net/qksd/

官方微博　http://e.weibo.com/cptcm

淘宝天猫网址　http://zgzyycbs.tmall.com

国家中医药管理局
中医药古籍保护与利用能力建设项目
组织工作委员会

主 任 委 员 王国强

副 主 任 委 员 王志勇　李大宁

执行主任委员 曹洪欣　苏钢强　王国辰　欧阳兵

执行副主任委员 李　昱　武　东　李秀明　张成博

委　　　员

各省市项目组分管领导和主要专家

（山东省）武继彪　欧阳兵　张成博　贾青顺

（江苏省）吴勉华　周仲瑛　段金廒　胡　烈

（上海市）张怀琼　季　光　严世芸　段逸山

（福建省）阮诗玮　陈立典　李灿东　纪立金

（浙江省）徐伟伟　范永升　柴可群　盛增秀

（陕西省）黄立勋　呼　燕　魏少阳　苏荣彪

（河南省）夏祖昌　刘文第　韩新峰　许敬生

（辽宁省）杨关林　康廷国　石　岩　李德新

（四川省）杨殿兴　梁繁荣　余曙光　张　毅

各项目组负责人

王振国（山东省）　王旭东（江苏省）　张如青（上海市）

李灿东（福建省）　陈勇毅（浙江省）　焦振廉（陕西省）

蔡永敏（河南省）　鞠宝兆（辽宁省）　和中浚（四川省）

项目专家组

顾　问　马继兴　张灿玾　李经纬

组　长　余瀛鳌

成　员　李致忠　钱超尘　段逸山　严世芸　鲁兆麟
郑金生　林端宜　欧阳兵　高文柱　柳长华
王振国　王旭东　崔　蒙　严季澜　黄龙祥
陈勇毅　张志清

项目办公室（组织工作委员会办公室）

主　任　王振国　王思成

副主任　王振宇　刘群峰　陈榕虎　杨振宁　朱毓梅
刘更生　华中健

成　员　陈丽娜　邱　岳　王　庆　王　鹏　王春燕
郭瑞华　宋咏梅　周　扬　范　磊　张永泰
罗海鹰　王　爽　王　捷　贺晓路　熊智波

秘　书　张丰聪

前言

中医药古籍是传承中华优秀文化的重要载体，也是中医学传承数千年的知识宝库，凝聚着中华民族特有的精神价值、思维方法、生命理论和医疗经验，不仅对于传承中医学术具有重要的历史价值，更是现代中医药科技创新和学术进步的源头和根基。保护和利用好中医药古籍，是弘扬中国优秀传统文化、传承中医学术的必由之路，事关中医药事业发展全局。

1949年以来，在政府的大力支持和推动下，开展了系统的中医药古籍整理研究。1958年，国务院科学规划委员会古籍整理出版规划小组在北京成立，负责指导全国的古籍整理出版工作。1982年，国务院古籍整理出版规划小组召开全国古籍整理出版规划会议，制定了《古籍整理出版规划（1982—1990）》，卫生部先后下达了两批200余种中医古籍整理任务，掀起了中医古籍整理研究的新高潮，对中医文化与学术的弘扬、传承和发展，发挥了极其重要的作用，产生了不可估量的深远影响。

2007年《国务院办公厅关于进一步加强古籍保护工作的意见》明确提出进一步加强古籍整理、出版和研究利用，以及

"保护为主、抢救第一、合理利用、加强管理"的方针。2009年《国务院关于扶持和促进中医药事业发展的若干意见》指出，要"开展中医药古籍普查登记，建立综合信息数据库和珍贵古籍名录，加强整理、出版、研究和利用"。《中医药创新发展规划纲要（2006—2020)》强调继承与创新并重，推动中医药传承与创新发展。

2003～2010年，国家财政多次立项支持中国中医科学院开展针对性中医药古籍抢救保护工作，在中国中医科学院图书馆设立全国唯一的行业古籍保护中心，影印抢救濒危珍本、孤本中医古籍1640余种；整理发布《中国中医古籍总目》；遴选351种孤本收入《中医古籍孤本大全》影印出版；开展了海外中医古籍目录调研和孤本回归工作，收集了11个国家和2个地区137个图书馆的240余种书目，基本摸清流失海外的中医古籍现状，确定国内失传的中医药古籍共有220种，复制出版海外所藏中医药古籍133种。2010年，国家财政部、国家中医药管理局设立"中医药古籍保护与利用能力建设项目"，资助整理400余种中医药古籍，并着眼于加强中医药古籍保护和研究机构建设，培养中医古籍整理研究的后备人才，全面提高中医药古籍保护与利用能力。

在此，国家中医药管理局成立了中医药古籍保护和利用专家组和项目办公室，专家组负责项目指导、咨询、质量把关，项目办公室负责实施过程的统筹协调。专家组成员对古籍整理研究具有丰富的经验，有的专家从事古籍整理研究长达70余年，深知中医药古籍整理研究的重要性、艰巨性与复杂性，履行职责认真务实。专家组从书目确定、版本选择、点校、注释等各方面，为项目实施提供了强有力的专业指导。老一辈专家的学术水平和智慧，是项目成功的重要保证。项目承担单位山东中医药大学、南京中医药大学、上海中医药大学、福建中医药大学、浙江省中医药研究院、陕西省中医药研究院、河南省中医药研究院、辽宁中医药大学、成都中医药大学及所在省市中医药管理部门精心组织，充分发挥区域间互补协作的优势，并得到承担项目出版工作的中国中医药出版社大力配合，全面推进中医药古籍保护与利用网络体系的构建和人才队伍建设，使一批有志于中医学术传承与古籍整理工作的人才凝聚在一起，研究队伍日益壮大，研究水平不断提高。

本着“抢救、保护、发掘、利用”的理念，该项目重点选择近60年未曾出版的重要古医籍，综合考虑所选古籍的保护价值、学术价值和实用价值。400余种中医药古籍涵盖了医经、基础理论、诊法、伤寒金匮、温病、本草、方书、内科、外科、女科、儿科、伤科、眼科、咽喉口齿、针灸推拿、养生、医案医话医论、医史、临证综合等门类，跨越唐、宋、金元、明以迄清末。全部古籍均按照项目办公室组织完成的行业标准《中医古籍整理规范》及《中医药古籍整理细则》进行整理校注，绝大多数中医药古籍是第一次校注出版，一批孤本、稿本、抄本更是首次整理面世。对一些重要学术问题的研究成果，则集中收录于各书的“校注说明”或“校注后记”中。

“既出书又出人”是本项目追求的目标。近年来，中医药古籍整理工作形势严峻，老一辈逐渐退出，新一代普遍存在整理研究古籍的经验不足、专业思想不坚定等问题，使中医古籍整理面临人才流失严重、青黄不接的局面。通过本项目实施，搭建平台，完善机制，培养队伍，提升能力，经过近5年的建设，锻炼了一批优秀人才，老中青三代齐聚一堂，有效地稳定了研究队伍，为中医药古籍整理工作的开展和中医文化与学术的传承提供必备的知识和人才储备。

本项目的实施与《中国古医籍整理丛书》的出版，对于加强中医药古籍文献研究队伍建设、建立古籍研究平台，提高古籍整理水平均具有积极的推动作用，对弘扬我国优秀传统文化，推进中医药继承创新，进一步发挥中医药服务民众的养生保健与防病治病作用将产生深远影响。

第九届、第十届全国人大常委会副委员长许嘉璐先生，国家卫生计生委副主任、国家中医药管理局局长、中华中医药学会会长王国强先生，我国著名医史文献专家、中国中医科学院马继兴先生在百忙之中为丛书作序，我们深表敬意和感谢。

由于参与校注整理工作的人员较多，水平不一，诸多方面尚未臻完善，希望专家、读者不吝赐教。

国家中医药管理局中医药古籍保护与利用能力建设项目办公室

二〇一四年十二月

许 序

“中医”之名立，迄今不逾百年，所以冠以“中”字者，以别于“洋”与“西”也。慎思之，明辨之，斯名之出，无奈耳，或亦时人不甘泯没而特标其犹在之举也。

前此，祖传医术（今世方称为“学”）绵延数千载，救民无数；华夏屡遭时疫，皆仰之以度困厄。中华民族之未如印第安遭染殖民者所携疾病而族灭者，中医之功也。

医兴则国兴，国强则医强。百年运衰，岂但国土肢解，五千年文明亦不得全，非遭泯灭，即蒙冤扭曲。西方医学以其捷便速效，始则为传教之利器，继则以“科学”之冕畅行于中华。中医虽为内外所夹击，斥之为蒙昧，为伪医，然四亿同胞衣食不保，得获西医之益者甚寡，中医犹为人民之所赖。虽然，中国医学日益陵替，乃不可免，势使之然也。呜呼！覆巢之下安有完卵？

嗣后，国家新生，中医旋即得以重振，与西医并举，探寻结合之路。今也，中华诸多文化，自民俗、礼仪、工艺、戏曲、历史、文学，以至伦理、信仰，皆渐复起，中国医学之兴乃属必然。

迄今中医犹为国家医疗系统之辅，城市尤甚。何哉？盖一则西医赖声、光、电技术而于20世纪发展极速，中医则难见其进。二则国人惊羡西医之“立竿见影”，遂以为其事事胜于中医。然西医已自觉将入绝境：其若干医法正负效应相若，甚或负远逾于正；研究医理者，渐知人乃一整体，心、身非如中世纪所认定为二对立物，且人体亦非宇宙之中心，仅为其一小单位，与宇宙万象万物息息相关。认识至此，其已向中国医学之理念“靠拢”矣，虽彼未必知中国医学何如也。唯其不知中国医理何如，纯由其实践而有所悟，益以证中国之认识人体不为伪，亦不为玄虚。然国人知此趋向者，几人？

国医欲再现宋明清高峰，成国中主流医学，则一须继承，一须创新。继承则必深研原典，激清汰浊，复吸纳西医及我藏、蒙、维、回、苗、彝诸民族医术之精华；创新之道，在于今之科技，既用其器，亦参照其道，反思己之医理，审问之，笃行之，深化之，普及之，于普及中认知人体及环境古今之异，以建成当代国医理论。欲达于斯境，或需百年欤？予恐西医既已醒悟，若加力吸收中医精粹，促中医西医深度结合，形成21世纪之新医学，届时“制高点”将在何方？国人于此转折之机，能不忧虑而奋力乎？

予所谓深研之原典，非指一二习见之书、千古权威之作；就医界整体言之，所传所承自应为医籍之全部。盖后世名医所著，乃其秉诸前人所述，总结终生行医用药经验所得，自当已成今世、后世之要籍。

盛世修典，信然。盖典籍得修，方可言传言承。虽前此50余载已启医籍整理、出版之役，惜旋即中辍。阅20载再兴整理、出版之潮，世所罕见之要籍千余部陆续问世，洋洋大观。

今复有“中医药古籍保护与利用能力建设”之工程，集九省市专家，历经五载，董理出版自唐迄清医籍，都400余种，凡中医之基础医理、伤寒、温病及各科诊治、医案医话、推拿本草，俱涵盖之。

噫！璐既知此，能不胜其悦乎？汇集刻印医籍，自古有之，然孰与今世之盛且精也！自今而后，中国医家及患者，得览斯典，当于前人益敬而畏之矣。中华民族之屡经灾难而益蕃，乃至未来之永续，端赖之也，自今以往岂可不后出转精乎？典籍既蜂出矣，余则有望于来者。

谨序。

第九届、十届全国人大常委会副委员长

許嘉璐

二〇一四年冬

王 序

中医学是中华民族在长期生产生活实践中，在与疾病作斗争中逐步形成并不断丰富发展的医学科学，是中国古代科学的瑰宝，为中华民族的繁衍昌盛作出了巨大贡献，对世界文明进步产生了积极影响。时至今日，中医学作为我国医学的特色和重要医药卫生资源，与西医学相互补充、相互促进、协调发展，共同担负着维护和促进人民健康的任务，已成为我国医药卫生事业的重要特征和显著优势。

中医药古籍在存世的中华古籍中占有相当重要的比重，不仅是中医学术传承数千年最为重要的知识载体，也是中医为中华民族繁衍昌盛发挥重要作用的历史见证。中医药典籍不仅承载着中医的学术经验，而且蕴含着中华民族优秀的思想文化，凝聚着中华民族的聪明智慧，是祖先留给我们的宝贵物质财富和精神财富。加强对中医药古籍的保护与利用，既是中医学发展的需要，也是传承中华文化的迫切要求，更是历史赋予我们的责任。

2010 年，国家中医药管理局启动了中医药古籍保护与利用能力建设项目。这既是传承中医药的重要工程，也是弘扬优秀民族文化的重要举措，不仅能够全面推进中医药的有效继承和创新发展，为维护人民健康作出贡献，也能够彰显中华民族的璀璨文化，为实现中华民族伟大复兴的中国梦作出贡献。

相信这项工作一定能造福当今，嘉惠后世，福泽绵长。

国家卫生和计划生育委员会副主任
国家中医药管理局局长
中华中医药学会会长
王国强

二〇一四年十二月

马 序

新中国成立以来，党和国家高度重视中医药事业发展，重视古籍的保护、整理和研究工作。自1958年始，国务院先后成立了三届古籍整理出版规划小组，分别由齐燕铭、李一氓、匡亚明担任组长，主持制定了《整理和出版古籍十年规划（1962—1972）》《古籍整理出版规划（1982—1990）》《中国古籍整理出版十年规划和“八五”计划（1991—2000）》等，而第三次规划中医药古籍整理即纳入其中。1982年9月，卫生部下发《1982—1990年中医古籍整理出版规划》，1983年1月，中医古籍整理出版办公室正式成立，保证了中医古籍整理出版规划的实施。2002年2月，《国家古籍整理出版“十五”（2001—2005）重点规划》经新闻出版署和全国古籍整理出版规划领导小组批准，颁布实施。其后，又陆续制定了国家古籍整理出版“十一五”和“十二五”重点规划。国家财政多次立项支持中国中医科学院开展针对性中医药古籍抢救保护工作，文化部在中国中医科学院图书馆专门设立全国唯一的行业古籍保护中心，国家先后投入中医药古籍保护专项经费超过3000万元，影印抢救濒危珍、善、孤本中医古籍 1640 余种，开展了海外中医古籍目录调研和孤本回归工作。2010 年，国家财政部、国家中医药管理局安排国家公共卫生专项资金，设立了“中医药古籍保护与利用能力建设项目”，这是继 1982 ~ 1986 年第一批、第二批重要中医药古籍整理之后的又一次大规模古籍整理工程，重点整理新中国成立后未曾出版的重要古籍，目标是形成并普及规范的通行本、传世本。

为保证项目的顺利实施，项目组特别成立了专家组，承担咨询和技术指导，以及古籍出版之前的审定工作。专家组中的许多成员虽逾古稀之年，但老骥伏枥，孜孜不倦，不仅对项目进行宏观指导和质量把关，更重要的是通过古籍整理，以老带新，言传身教，培养一批中医药古籍整理研究的后备人才，促进了中医药古籍保护和研究机构建设，全面提升了我国中医药古籍保护与利用能力。

作为项目组顾问之一，我深感中医药古籍保护、抢救与整理工作的重要性和紧迫性，也深知传承中医药古籍整理经验任重而道远。令人欣慰的是，在项目实施过程中，我看到了老中青三代的紧密衔接，看到了大家的坚持和努力，看到了年轻一代的成长。相信中医药古籍整理工作的将来会越来越好，中医药学的发展会越来越好。

欣喜之余，以是为序。

中国中医科学院研究员

马继兴

二〇一四年十二月

校注说明

《脏腑图说症治合璧》又名《脏腑图说症治要言合璧》《中西医粹》，为清末成都华邑（今成都双流县华阳镇）中西医汇通派医家罗定昌先生所著，成书于清光绪八年（1882），初刊于清光绪二十年（1894）。据本书各序言、弁言可知，罗定昌以易象八卦、天干地支分配十二脏腑著成《易象脏腑病机指掌图及图说》（简称《脏腑图说》或《图说》）一书，复取泰西医士合信氏、直隶王勋臣所著脏腑各图，略为评论，成《中西医士脏腑诸图》附刻于后，与罗氏所辑《症治要言》一册合刻，又将其生平医案分类附刻于后，名曰《医案类录》，最后总以“合璧”命名，而成此书。现将本次校注整理中的有关问题说明如下：

1. 清光绪三十年（1904）成都文汇堂刻本《中外医书八种》中的《脏腑图说症治合璧》序文最全、保存最为完整，本次整理以此为底本；清光绪二十七年（1901）四川正字山房刻本《中外医书八种合刻》中的《脏腑图说症治合璧》相对完整、字体清晰，故为主校本（简称“正字本”）。

2. 在《中国中医古籍总目》《全国中医图书联合目录》中出现了“正宇山房”“正字山房”两处不符之处。经实地调查及相关资料考证，初步认定为“正字山房”，故在校注中一律使用“正字山房”。

3. 原书无总目，有卷目，今将卷目合并新编总目，与各卷篇标题对勘并保持一致，一并置于正文之前。卷上、卷中、卷下、卷末目录及正文标题前有“脏腑图说症治合璧”字样，今一并删去。

4. 卷中的目录与正文不符，依文义优劣互相订正。

5. 原书卷一目录后有“校阅本书诸友姓氏”名单，今一并删去。

6. 底本中无童开万所作“弁言”，本次整理据清光绪二十年（1894）《中西医粹》刻本（简称“光绪二十年本”）进行了增补，加入了“弁言”。

7. 因正字本中缺少“脏腑图说症治合璧序”，故以光绪二十年本为校本对“脏腑图说症治合璧序”进行了校注。同时，将原书“中西医粹序”改为“序一”，“脏腑图说症治合璧序”改为“序二”，“脏腑图说序”改为“序三”。

8. 原书卷上、卷中、卷下前有“新津童逊庵先生鉴定　蜀都茂亭氏罗定昌用稿　西岐绍棠氏王钊校阅”字样，卷末前有“蜀都茂亭氏罗定昌用稿　西岐绍棠氏王钊校阅”字样，今一并删去。

9. 将原书卷中“附录中西医士脏腑图”中的勋臣图与王清任《医林改错》（清道光庚寅京都隆福寺三槐堂本）进行了校对，西医图与合信氏《全体新论》（咸丰元年海山仙馆丛书本）进行了校对。

10. 本次整理将原书繁体竖排改为简体横排，并进行现代标点。原书中表前文的“右”改为“上”。

11. 底本中字形属形近致误，如日、曰不分，己、已、巳不分，以及明显的错别字予以径改，不出校。

12. 底本中的异体字、俗写字、古今字统一以规范字律齐，不出注。通假字一般不改，出注，予以书证。底本中症、证混用，本次整理保留原貌，未予改动。

13. 底本中独立成段方药中药名后的炮制、用量等，用小字另体。底本中小字亦用小字。

14. 图中文字顺序若改动会影响图意，故只将图中文字转换为规范用字，文字顺序保持不变。

弁　言

先君逊庵因侍大父疾留心医学，凡《灵枢》、《素问》、仲景《伤寒》，及古今名医论注各书，无不搜览。主讲锦江时，茂亭来学，良士也，亦良医也。录呈所著《图说》，一一皆取证易象，考合《内经》，与先君谈医心志相合，拟刻问世，行未果。

先君擢侍讲①，赴京供职，纂修实录，告成除官雷琼②遗道③。茂亭亦投笔事戎，不及见者十余载。今年春，商及友人，劝刻《图说症治合璧》，并附刻《中西医士脏腑诸图》，诚盛举也。集中首列各说，悉皆先君所评点，杯棬④未泯，墨渖⑤犹存。抚今思昔，不禁怆然感悼，勉襄剞劂⑥，敬述颠末于其篇。

大清光绪十三年嘉平月世愚弟童开万春檀拜序

---

① 擢（zhuó 浊）侍讲：被提升为侍讲之官。擢，选拔，提升官职；侍讲，清代翰林院官职名，由别的官职中文学之士兼充，掌读经史，释疑义，并备皇帝顾问应对。

② 雷琼：即是雷州半岛和海南岛的简称，得名于古雷州府和琼州府两府。

③ 遗道：此处为官名。“遗道”，诸本同，疑“巡道”之误。

④ 杯棬（quān 圈）：曲木做的饮器，表示对先人的思念。

⑤ 墨渖（shěn 沈）：墨迹、手迹。

⑥ 剞劂（jījué 机决）：本指刻镂的刀具，此处引申为雕辞琢句。

序　一

医自轩岐而降，汉代仲景始著方书，后贤得其绪余，竞分门户。中国之医早已各师其师，各学其学，而况其在西国也。西国之人，饮食、嗜欲、言语、性情，虽与中国不同，而其所具之心、腹、肾、肠、五官、百骸，则又未尝不同也。但西医之论脏腑，详形而略理；中医之论脏腑，详理而略形。理与形不可偏废，谁其合中西之医而为之互相阐发者，吾友罗君茂亭，于攻习举业之余，殚心医学，以易象辨别脏腑，考证《内经》，参合仲景，复取泰西合信氏、直隶王公所著《脏腑各图》，略为评论，与自述《症治要言》并刻行世，剥尽肤液，独存神髓，不诚纯粹以集欤。

茂亭平日用药类多奇中，一有所得即走笔记之，积而成帙，与《脏腑图说》相为表里。焯于医道，愿学未能，见而慕之，劝其付刻，以公①同好，赠其名曰《中西医粹》，撷两地之精华，振百世之聋聩。吾知轩岐一脉得此而庶几不坠也，不揣固陋，爰笔以为之序。

同学弟卓垣焯星丞氏顿首拜书

大清光绪二十年岁次甲午仲夏月

① 公：原作“去”，据正字本改。

序　二

脏腑经络备详《内经》，其中洞指病情，畅示疗治，语虽奇奥难窥，法实纤微毕具①，惜古今论注者未得其详，精蕴仍秘，亦医林之一大缺憾也。

蜀都华邑茂才罗定昌，字茂亭者，以攻习举业之余，兼通医术，用药多奇中。余前奉命出使西域，道经成都，抱病公廨②，得茂亭诊治而愈，心颇奇之。差竣后仍复来川，时相晤语。光绪壬午春，以自著《易象脏腑病机指掌图及图说》一册见示。余见而异之，谓之曰："此阴阳之理，造化之机，《内经》之精髓，易学之渊源也，千古无人道破，得子说而义理以明，岂仅益于医哉③，但病机之消息已著④，而治法未详。彼精明者固可探源以入⑤，而浅陋者不又望洋而返乎，况十二经络之病治各不同，子既能阐其图说，子必能知其症治。与其私之于己，不若公之于人，亦一功德也。"茂亭是其说，乃取所辑《症治要言》一册相示。余受而读之，爱不忍释，见其依经立论，按病选方，以仲景方治为经，以诸家医药为纬，其间论病情、辨虚实、别寒热，病情所不能尽者，以脉息考之，脉息所不能定者，以病形验之，复继以方药之疗治，宜忌之加减，阐发几无遗蕴。古今医书著作如林，其于脏腑经络脉象症治，有

① 具：原作"其"，据光绪二十年本改。
② 公廨：旧时官吏办公的地方。
③ 哉：原作"成"，据光绪二十年本改。
④ 著：原作"者"，据光绪二十年本改。
⑤ 入：原作"夫"，据光绪二十年本改。

能如此言简意赅者乎？《图说》与《症治》分之则为碎珍，合之则成完璧。亟合梓以公同好，爰赠其名曰“合璧”。有识者当不以余言为谬。

钦加盐连使司衔特用道留川即补知府
前西藏夷情部院理藩院员外郎
愚弟恩承顿首拜序

序　三

医之为道难矣哉！非熟读《内经》不能深明脏腑，非精习易理不能畅晓阴阳，非讲求《脉经》不能知疾病之虚实，非考究本草不能识症治之神奇。自医术列于方技，学士大夫弃而不谭①，间有力行心得发于著述者，非择焉不精，即语焉不详，医道之不明不自今日始也，谁其精心结撰以期剖析元妙也耶。华邑摩生罗定昌者，绩学士也。同治丁卯岁，余签发来川，分校是科文闱试卷。生以易义诂首题，左宜右有，经术湛深。知生精于易者荐诸典试，适以得卷稍迟，见遗额满，撤棘②来谒。生果精于易，而复精于医者，古人不为良相，便为良医。天之厄生，其殆将以励生，与生屡荐不售，遂投笔事戎，随剿雷波夷匪，不及见者数载。

光绪辛巳，余署理蔡蒙篆务③，生以历年参悟自著《易象阴阳脏腑病机图及图说》一册邮寄来署。展阅一过，恍如水饮上池。其以易象八卦天干地支分配十二脏腑，一一考合《内经》，证诸易理，并无一毫牵强，不唯可以补前人缺失，实足以启后人信从。册中决胆一语，开出医家无限法门，至以丹字一图形容男女肾脏，真得黄庭内景④之妙。生如不艰于遇，其能有此精进乎，将来之造就，诚不可以限量矣。夫人生之疾病何

---

① 谭：音义同谈。

② 撤棘：撤除试院门前棘枝。意谓科举考试发榜后解禁。

③ 篆务：政务。

④ 黄庭内景：《黄庭经》为道教经典。《上清黄庭内景经》是其传本之一。

一不本于脏腑，特以蕴之于中，藏之于腹，医之者不及见耳。有此图说，则人身脏腑灿若列眉，不唯医人者可按图而索，即抱病者亦可悬图以镜也。是图之有益于世，是说之有益于医也，岂浅鲜哉！亟当付梓，因寄数言以励生，并嘱冠诸篇首。

赐进士出身同治丁卯科四川乡试

同考官知名山县事友生古秦王捷三序

大清光绪七年①岁次辛巳仲秋月谷旦②

① 光绪七年：原作“光绪二十年”，据正字本及“辛巳”改。

② 谷旦：晴朗美好的日子。旧时常用为吉日的代称。

自　叙

医药一事，肇自轩岐，首明天地之气运，次察脏腑之盛衰，是以世处安庞，民无夭札。厥后圣贤继起，创立方书，唯长沙一人独得轩岐之秘。惜兵火之后，其书残缺失次，医者无从问津。其间偶得一长者，遂自以名家，妄为撰著，狂瞽后人，不言脏腑经络，只言方略治疗，悖违圣经，不以为耻。无识者又从而附和之，医之道直[①]千古长夜矣。西昌喻嘉言先生删订《伤寒论注》，首辟叔和窜缀之妄，宣示仲景未泄之奇，羽翼圣经，昭垂典要，可以为仲景之功臣，并可以接轩岐之统绪。奈言多过激，不免后人之訾议。然须訾议之，而究不能于嘉言论注之外，另标新颖，以绍仲景之薪传。嘉言之功，诚不可没也。

仆束发授书，酷嗜岐黄，列弟子员，即留心医学，以为人之一身与天地等，其阴阳脏腑必与天地相符合。乃检阅《内经》，茫然莫据，且历来论注名贤，详略不一，更有拟议迎合，愈求明愈失本旨。因见易象与《内经》相为表里，复从易象参考，均未有得，遍询名贤，卒无知者。乃取《内经》、易象互为揣摩，废寝忘餐，潜心玩索，十余年来恍然有悟：觉天地一大天地也，吾身一小天地也。八卦之在天地，流行不息；八卦之在吾身，亦流行不息。人身之气血即天地之日月也，五脏六腑配合八卦干支，自然而然，确乎不易，不事一毫勉强，不假一点安排，自古及今无人参透。一[②]经勘破底里，始知叔和《难

① 直：遇到。
② 一：原脱，据正字本改。

经》十二地支所配之脏腑半皆错误，至以两睾丸配肾与命门更为谬妄。后人以《内经》为难读，彼此相沿，习焉不察，遂使今之医者，论方药而不论病因，论疗治而不论脏腑也。夫脏腑之在人身，侔于天地。天之气空，而干支配合身半以上之脏腑，亦空而无物；地之气实，而干支配合身半以下脏腑，亦实而有据。

悟得脏腑阴阳，病机消息，因而绘图立说，附以看法十层，不过欲求正[1]四方，非敢自以为是也。然按图索解，觉脏腑虽藏于腹内，不啻肤列于目前。天地阴阳、内外脏腑、病机消息，一展图而了如指掌，此则寸衷之所自慊者尔[2]。

时大清光绪壬午[3]岁仲春月蜀都茂亭氏罗定昌自识

① 正：通“证”。《仪礼·士昏礼》：“必有正焉。”

② 寸衷之所自慊（qiè 窃）者尔：内心得到满足的原因。慊，通“惬”，畅快，满足。《孟子·公孙丑上》：“行有不慊于心。”

③ 光绪壬午：原作“光绪甲午”，据正字本改。

脏腑图说凡例

——图说内八卦干支分配十二脏腑，均系考较《内经》，核对易象，推求脉络，毫无差谬，透发三才之妙蕴，隐泄性命之机缄，不仅业医者所当知也。图中妙处，分作十层看法，细玩自知。

——图说内十二脏腑部位，及相联相贯之处，皆本于天地之自然，并无一点安排，并无一毫勉强。脏腑列于图形身中何地，即在人身中何地，把此图当如我自己一样去看，便知道人身中脏腑底里，行医方不至于错误。

——是病皆出于脏腑，脏腑既已分辨清楚，治病自然容易。虽未著有“脉诀”，而独字一诊，即可以括“脉诀”之要；虽未著有“治法”，而决胆一说，即以括“治法”之全。至于相火及相治相承诸说，脉法、治法无不毕具，约之在掌握之中，推之有变化之妙，举一反三，要在其人之自悟而已。

——病情变态不一，图中岂能悉载？总之千病万病，不过以五脏六腑为转移。但看现何病症，系何脏腑，作何治法，自然有条不紊。至于疗治之法，更当熟读仲景《伤寒》，及前贤论注各书。

——人身受病，有外感内伤之不同。治内伤只察气血盛衰，治外感必兼察天时之气运。盖六气相杂，互相为病，而更有无形之气，为之交煽于中，若一概指为风寒，则为害匪细。

——是图只论男子，无识者每以为歉。不知男子与女子，同是一样脏腑，男子未尝加多，女子未尝加少。但女子之病，不过多一经水，而经水之病，仍是出于脏腑。脏腑若调和，则经水亦调和；脏腑若不调和，则经水亦不调和。如谓女子脏腑与男子不同，此下愚之人，不可以与言者也。

——是书语虽浅近，义本精深。医理精纯者，玩此可长识力；医理浅薄者，熟此亦能深造；即不知医理之人，家悬一图，案置一册，一遇有病，自己可以查对；彼庸医见此，亦不敢妄谈病情，此图不唯可以医病，而并可以医医也。

目 录

卷 上

卷 中

卷　下

卷　末

卷上

八卦脏腑相通说

《内经》曰，天气通于肺者，何说也？乾为天，居天之西北，在人身亦居西北，乾之前为兑，于位为西，于象为肺，肺主鼻，天上无形之气，鼻先受之，此天气所以通于肺也。坤，地也，列于西南，在人身亦居西南，坤之前为离，于位为南，于象为心，心主咽嗌，地下有形之气，嗌先受之，此地气所以通于嗌也。风气通于肝者，风于卦为巽，肝于卦为震，震为雷，风与雷相薄①，巽与震相连，风气所以通之也。肝胆之火为相火，震为龙为雷，又为龙雷之火，心火一动，相火随之，此雷气所以通于心也。坎为水为雨，居肾下，故雨气通于肾。艮于卦为山，山有谷，山鸣则谷应，艮之位在丑，丑属脾，艮之象亦属脾，胃受谷而运之脾，亦犹谷之应山也，此谷气所以通于脾也。

八卦天地定位说

肺之前有乾，肺之后有坤，肺禀乾坤之阴阳以成气，人即禀阴阳之气以成形。乾为天为父，父不用事，长男用事，故乾父退居西北；坤为地为母，母不用事，长女用事，故坤母退居西南。先天之八卦，上乾而下坤，以其参赞无人也。今既有人焉，负天地之气以生，代乾坤而用事，则乾父不能不退处西北，

① 薄：通“迫”，迫近。《易经·说卦》：“雷风相薄。”

坤母不能不退处西南，此天地之位，所以由后天而定之也。坎为[1]水，属肾，居脐下；离为火，属心，居膈上。水火虽相克，而一上一下，相距甚远，此水火所以不相射也。艮为少男，兑为少女，虽隔坎乾二宫，而阴阳足以相配。艮之位在乙，兑之位在庚，乙庚又从而化金，且兑之象为肺，艮之象为脾，脾输气于肺，肺复转输于四脏，此山泽所以通气也。震雷在下，巽风在上，风动则木摇，雷动则风灭，此雷风所以相薄也。

八卦出震成艮说

万物出乎震，震，东方也，亦寅木也，寅木生于坎水，发于艮土。后天之艮卦，即先天之震卦。震综为艮，艮综为震，艮震虽是两卦，合之只是一卦，震藏于艮下，至立春而始出，伏即为艮，出即为震。故曰，万物出乎震也。巽临甲乙，阳气发舒，枝干条达，上下高卑，刚柔燥湿，无地不形荣茂，故曰齐也。离居南位，午火通明，且节交夏至，阴气微上，阳气微下，天地气交，花实并茂，万物相见，取诸此焉。至秋告成，人咸乐之。兑，正秋也，亦酉肺也，人之位也，乾父在前，坤母在后，家人快聚，故曰说也。成言乎艮者何？万物出乎土而仍归乎土。艮居寅木发生之地，寅非艮土不能以生。艮在丑宫为脾，胃受谷而纳之于脾，脾乃为之运化，且艮居丑寅之间，春于此始，冬于此终，万物之所以成终而成始，故曰成言乎艮也。胃受谷而纳之于脾，脾复上输于肺，肺复下传于大小肠，借气化于膀胱，膀胱在坎，小肠在坤，膀胱需借，所以言劳，小肠直驱，所以言役，此劳乎坎，致役乎坤之说也。战乎乾者

---

① 为：原作“一”，据文例及正字体改。

何？乾西北之卦也，位在戌亥之间。《内经》曰，天以阳生阴长，地以阳杀阴藏。九月戌、十月亥，万物之收杀也。乾阳一卦，位在戌亥之间，此乾之所以言战也乎？噫，微矣！

八卦纳甲消气说

八卦分配脏腑，上合天干，下合地支，确然其不易也。南方丙丁属火，在卦为离，在位为午，在脏为心；北方壬癸属水，在卦为坎，在位为子，在脏为肾；西方庚辛属金，在卦为兑，在位为酉，在脏为肺；东方甲乙属木，在卦为震，在位为卯，在脏为肝；中央戊己属土，分寄东西南北，在卦为乾巽，在脏为脾，在腑为胃；未居西南，位坤丁，为小肠；申居西南，位兑庚，为三焦；戌居西北，位乾辛，为胃；亥居西北，位乾壬，为膀胱；丑居东北，位艮癸，为脾；寅居东北，位艮甲，为胆；辰居东南，位巽乙，为大肠；巳居东南，位离丙，为心包络。天气始于甲，地气始于子，天地未分以前，混于戌亥。戌亥者，乾之位也，乾天包乎坤地，故乾卦首纳甲子。甲在震为长男，乾之所以纳甲者，长男代乾父而用事也；乙在巽为长女，坤之所以纳乙者，长女代坤母而用事也。壬癸在坎，坎为天一所生之水，水之精为精。壬，阳精也；癸，阴精也。阳精生于乾，故乾纳甲而又纳壬；阴精生于坤，故坤纳乙而又纳癸。己，脾土，阴也，无火则不能奉生，故离火下而纳己；戊，胃土，阳也，无水则不能育物，故坎水上而纳戊。乾阳坤阴，二气会萃于兑，而位于庚辛。震得乾阳之气而生，震卦而纳庚者，坤阴在庚，阳根于阴也；巽得坤阴之气而长，巽卦而纳辛者，乾阳在辛，阴根于阳也。兑肺也，位在庚；离心也，位在丁。肺覆于心上，心主血，肺主气，血无气不流，气无血不运，此兑卦之所以纳丁也。艮之象为手足，艮之位为丑脾，脾统四肢，艮亦统四肢也。手足无血脉贯通，不能动履，艮土非丙火熏蒸，不能滋养。艮之所以纳丙者，艮居春冬之间，丙居巳午之际，木火通明，万物繁盛，丙之功艮之用也，此艮卦纳丙之义也。天之阳气，始于立春，终于立秋；天之阴气，始于立秋，终于立春。立春时，卦位在艮，天气在甲，甲，阳中之阳也，故天之阳气始于立春；立秋时，卦位在坤，天气在庚，庚，阴中之阳也，故天之阴气始于立秋；立秋之月在申，申为三阳之所终，故天之阳气终于立秋；立春之月在寅，寅为三阴之所终，故天之阴气终于立春。地之阳气，始于冬至，冬至月在子，卦气在复，复继坤，阴极而生阳也；地之阴气，始于夏至，夏至月在午，卦气在姤，姤继乾，阳极而生阴也。地之阳气进一分，则天之阴气退一分；地之阴气长一分，则天之阳气消一分。冬至一阳生，昼由四十刻进至六十刻，夜由六十刻退至四十刻；夏至一阴生，昼由六十刻消至四十刻，夜由四十刻长至六十刻。阳进则阴退，阴长则阳消，此天地自然之理也。四时各有代谢，立春时，以木代水，水生木也；立夏时，以火代木，木生火也；立冬时以水代金，金生水也；唯立秋时以金代火，金畏火，故见庚而伏，夏至三庚入伏者，金畏火而伏藏以避也。天地本五行以生物，人身本五行以成形。木气不可过旺，宜以金平之；火气不可过盛，宜以水制之；土气不可过郁，宜以木泄之。木也者，所以疏土之气也。金与水，同出于坤，乾金畏火，故兑卦上而纳丁①；水畏土，故坎卦下而纳戊。兑不纳丁，则金被火刑；坎不纳戊，则水被土伤。金刑而气损，水伤而精竭。此

---

① 丁：原作“土”。据正字本及下句“坎卦下而纳戊”“兑不纳丁”，按照文字格式，此处字应为“丁”。按此处两句内容，“金畏火，故兑卦上而纳丁；水畏土，故坎卦下而纳戊”，依据十天干五行归属，戊属土，丁属火，此字亦应作“丁”。

《内经》金得火而缺，水得土而绝之义也。谁谓八卦纳甲，无关于身心性命之学也耶。

十二地支分配脏腑冲合说

左辰属大肠，右酉属肺，辰与酉合，故大肠与肺相表里。午属心，未属小肠，午与未合，故心与小肠相表里。肾属子水，脾属丑土，水无土则湿，土无水则燥，此子之所以必与丑合也。寅胆也，亥膀胱也，胆寄于肝，膀胱寄于肾，皆相火也，为相火之所始。巳心包络也，申三焦也，包络所以辅心，三焦所以辅肺，亦相火也，为相火之所终。前后相火共旺一百二十日，以成一岁之功，是以寅必与亥合，巳必与申合也。卯与戌合者何也，卯东方肝木，生谷者也，戌西方胃土，纳谷者也，卯不与戌合，则有生无纳，而生机于以尽泄矣。子午卯酉，寅申巳亥，其相冲相刑相克，各有至理，显而易见，不必论也。辰戌丑未①均属中土，分隶四隅，春夏秋冬各旺一十八日，载岳振海，默运机缄，宜静而不宜动。如其动也，必有冲也，阳冲阴则为病进，阴冲阳则为病退，病退者阴病转而为阳，病进者，阳病变而为阴也。脏腑之冲合，实于病机大有关系也欤。

切脉部位当依十二支分配为定说

左心小肠肝胆肾，右肺大肠脾胃命，此王叔和所定切脉部位也。后贤纷纷辩驳，各出手眼。喻嘉言、滑伯仁均以大小肠居尺部，其以右尺候小肠者，取其以火而从火也，其以左尺候大肠者，取其以金而从水也。三焦属火，亦候于右尺。膀胱属

① 未：原作“庚”，据正字本及十二地支中“辰戌丑未”的五行属性为土，故此字应为“未”。

水，亦候于左尺。一尺而水火两分，一脏而四腑兼属，其识见超越前人。但按之八卦位次，及十二支分配脏腑，似觉犹有可议。大小肠同居腹中，其位虽高，其用最下，不应候之于寸，固其宜也。至以右尺候三焦，仍落叔和窠臼。夫所谓三焦者，上中下也。上焦如雾，在胸中空处；中焦如沤，在胃；下焦如渎，在脾。《内经》分三焦为三隧，确有定名定状，不得统归右尺。左肾，肾水也；右肾，命门火也。肾主精，命门主藏精，位在丹田，命门即肾之别名，不得另为一脏也。三焦之位在申，得酉金之余气，代肺金而用事。肺传无形之精气，三焦传有形之水气，故《内经》曰，三焦者，决渎之官，水道出焉。如列三焦于命门，则决渎水道无所取义矣。巳属心包络，即膻中，代心君而用事。心主血，肺主气，气血之在人身，昼夜循环，周流不息，故心以包络为辅相，肺以三焦为辅相。是三焦之脉，当与肺同诊，包络之脉，当与心同诊。肺与大肠相表里，大肠当候于右尺。心与小肠相表里，小肠当候于左尺。膀胱在亥，亦当候之于左尺。肾属水在左，命门属火在右。左手寸部之脉，心与心包络，右手寸部之脉，肺与三焦；左关之脉肝胆，右关之脉脾胃；左尺之脉，肾与小肠、膀胱，右尺之脉，命门与大肠、胞胎。如此诊治，则与八卦脏腑定位，十二支脏腑配合，及日月运行缠度，在在相符。且与《内经》上以候上，下以候下，尺外以候肾，尺内以候腹之旨，不相违悖，乃天然不易之理。有志活人者，尚其玩此图说，一洗从前之陋习，斯可矣。

十二官取义说

心为君主之官，面南而治，配之者小心也。小心为腰肾之腑也，在脊上第七节，《内经》曰，七节之旁，中有小心是也。心主外政，小心主内政，奉神明而首出，主明下安，五内和而寿命永矣。以膻中为臣使之官，如宰辅然，燮理阴阳，调和鼎鼐，未发之喜乐，皆蕴于膻中。膻中者心包络，即宗气之所起也。若宗气不舒，则宰辅失职，此心包络所以居心之前，而高出乎肺之上也。膻中有位无形，不能分布津液，故以肺为相傅之官，代膻中而布政，然治制有节，能传无形之精气，不能传有形之水气，故又必以三焦为决渎之官，使之通调水道，庶此身可免壅塞之害。其以肝为将军之官者何也？肝木居东方，为百风之领袖，属震卦，震为长子，主率师，故以肝为将军。将军者，深谋远虑，御风邪而不使内入者也。肝性急躁，易于动摇，故必取决于胆。胆为中正之官，居肝之下，以辅将军。然仓廪不实，则国帑空虚又非善治。因以脾胃为仓廪之官，以司其出纳，厚其积储，有备而庶可无患也。复有肾作强官之技巧，膀胱州都官之气化，小肠受盛官，大肠传导官，为之分送化物，天君端拱，无为而治，八方于以太平矣。倘天君不自作主，则心君一动，百体皆摇，惶惶失主，乱所由生，主不明而十二官危也。若肺气相傅之官，布散阴阳清浊，不失其职，犹可中兴，此乾坤两卦，所以夹辅兑而不夹辅离也欤。

十一脏皆取决于胆说

《内经》十一脏皆取决于胆一语，实为天下后世治伤寒者下顶门针，非寻常语也。惜注《内经》者随文衍释，反使至约至精之言，变为庸熟不堪之句。经既称胆为中正之官，又云十一脏皆取决于胆，究竟何为中正、何为决断、何为十一脏皆取决，此中岂无至理？习焉不察，自古相沿，无足怪也，试为详说之。先圣悯斯民疾苦伤寒最①多，临症模糊，死亡接踵，故特揭十一脏皆取决于胆之言，以总括治伤寒要领。夫中正者，不偏不倚之名。以胆为中正之官者何也？盖太阳、阳明、太阴、少阴、厥阴，五经脉络，或行身之前，或行身之后，或由足走腹，或由手走头，上下交会，往来错综，四出纷歧，繁而难辨。唯少阳胆经之脉独行身侧，由胁至头，明而易见，此所以为中正也。其取决于胆者何也？十一脏治伤寒法，非汗即吐，非吐即下。邪入少阳胆经，汗、吐、下皆在所禁，若不取决于此，误犯少阳三禁，其害即有不可胜言者矣。其所以决之者何也？盖少阳有头痛，太阳、阳明、少阴、厥阴亦有头痛，但②少阳之痛在头角，太阳之痛在头，阳明之痛在头额，少阴之痛在巅顶，厥阴之痛在眉梢骨，各有界限，不可得而淆也。少阳有口苦、咽干，阳明、少阴亦有口苦、咽干，少阳之辨在目眩晕，阳明之辨在腹满硬，少阴之辨在下利、躁渴、肢冷、蜷卧，各有不同。少阳有痞硬，太阳、阳明、少阴亦有痞硬，但少阳之痞硬在胸胁，太阳之痞硬在胸膈，阳明之痞硬在胸腹都满，少阴之痞硬在痛连小腹，辨之不可不明也。少阳有呕吐，阳明、少阴、厥阴亦有呕吐，但少阳之味苦，阳明之味甘，厥阴之味酸，少阴之味咸而淡。少阳有往来寒热，阳明亦有往来寒热，但少阳之寒热无定时，阳明之寒热在日晡。少阳有心烦不欲食，少阴亦有心烦不欲食，但少阳之心烦不欲食在欲呕不呕，少阴之心烦不欲食在欲吐不吐，但欲寐，疑似之间，安危所系。一为取决于少阳胆经，则依经断治，汗吐与下随所施而皆效，不

---

① 最：原作“取”，据正字本改。

② 但：原作“胆”，据文义及正字本改。

犯少阳三禁，决胆一语，岂非天下后世治伤寒之一大关键也哉。能知取决于胆，则治十一脏之病裕如矣。

三焦各有定位定状说[①]

三焦一腑，古今医说，均以为有名无状。考之《内经》曰，上焦如雾，中焦如沤，下焦如渎。雾者云气也，聚散无常，原不可以方物；至沤为浮沤，无物而沤何以浮；渎为决渎，无物而渎何以决。窃以为上中下三焦均有定名定状也。上焦膻中也，中焦胃也，下焦脾也。《内经》曰，五谷入于胃也，其糟粕、津液、宗气分为三隧。宗气积于胸中，出于喉咙，贯心脉而行呼吸，此一隧也。分一隧以生营气，营气者，泌[②]其津液，注之于脉，化以为血，以荣四肢，内注五脏六腑以应时刻而定脉息。又分一隧以生卫气，卫气者，出其悍气之慓疾，而先行于四肢肌肉皮肤之间，昼行于阳，夜行于阴，间行于五脏六腑。又曰宗气起于上焦，营气起于中焦，卫气起于下焦，是三隧即三焦，确有定名定状也。手三阴之脉，从腹走手，足三阴之脉，从足走腹。是腹者，即中下二焦之门户也。腹之上为胃，胃之下为脾，中焦在胃，下焦在脾，此不言而可喻也。五谷之精，化而为气，清阳出上窍，浊阴出下窍，诸阴皆受其清，唯脾阴独受其浊，非膻中不能散布，非胃不能分别，非脾不能消化。膻中之气为大气，至大至刚，充塞天地，孟子曰，我善养吾浩然之气，即此气也。此上焦之所以如云雾，大气弥漫乾坤；中焦之所以如浮沤，上下洌其清浊；下焦之所以如决渎，前后涤除其

---

① 三焦各有定位定状说：原作“三焦各有定位”，据目录补。
② 泌：原作“秘”，据《灵枢·决气》改。

渣滓。三焦之名状，此说可以为定。

相火说

相火者，君火之辅也。考之《气运论》曰，子午少阴君火，巳亥厥阴风木。午火属心，子水属肾，包络辅心，膀胱辅肾，包络在巳，膀胱在亥。子午既属君火，巳亥当属相火，其以巳亥为厥阴风木者，何也？寅胆也，附于肝，申三焦也，附于肺，肝在卯，肺在酉，其以寅申为少阳相火，而以卯酉为阳明燥金者，又何也？盖五运六气，本于天地之化，君火相火，本于上下之辅。其以巳亥为厥阴风木者，巳之包络代丁心而用事，亥之膀胱代壬肾而用事，丁壬化木，是以谓巳亥为厥阴风木也；其以卯酉为阳明燥金者，卯之肝在乙，酉之肺在庚，乙庚化金，是以谓卯酉为阳明燥金也。五气均从化气，子午少阴，寅申少阳，仍从本气者，老变而少不变也。子午之位，乃伏羲氏先天八卦乾坤之位，文王后天八卦定位，以离坎易乾坤，是子午已经一变，不能再变也。天之气终于申，地之气终于寅，寅申为天地之所终，是以从本气而不从化气也。十二支分配五行，木火金水各一，而土有四，相火亦有四。五行之发生，皆本于中央戊己，戊土阳也，由地而升，下合乾元，贯通戌亥，谓之天门，戌也者，胃也。己土阴也，由天而降，上配巽风，相联辰巳，谓之地户，辰也者，大肠也。戊在太极为天门，乾在八卦亦为天门；己在太极为地户，巽在八卦亦为地户。乾通戌亥，星值奎壁；巽联辰巳，星值角轸。《内经》曰，所谓戊己分者，奎壁角轸，天地之门户也。此天地门户，自然合撰之机也。辰戌丑未，分戊己之余气，散居四隅，生金生水生木生火，且于二分二至之前，各旺十八日。土气较四气旺日尤多，是以无相，若再加之以相，则大地尽成山阜矣。卯肝、酉肺、午心、子肾，正处东西南北，故谓之为君。胆、三焦、包络、膀胱，分处东西南北之下，代木金火水而用事，故谓之为相。若肝肺心肾之君火不动，相火不过居其虚位，君火一动，则相火随之，相辅而行，所以谓之相也。巳心包络之下，即辰大肠，午心之下，即未小肠。大肠居巽而位乙，小肠居坤而位丁。大肠在乙，肺在庚，乙与庚合，故肺与大肠相表里。午与未合，故心与小肠相表里。未在丁，亥在壬，丁属小肠，壬属膀胱，丁与壬合，故小肠以膀胱为化导。三焦化气，膀胱化津，津液输于胃土，清气输于肺经。膀胱之上即戌胃，戌胃之上即酉肺，酉肺之上即申三焦。膀胱与胃在乾，三焦与小肠在坤，旋乾转坤，升清降浊，端赖相傅官之酉肺。三焦膀胱代肺肾而用事，此乾坤两卦，所以退处于西南三焦、西北膀胱之间而屹然其不动也。大小肠均盘处腹中，小肠上口，接胃之下口，大肠上口，接小肠下口。诸病皆治其本，唯中满及大小二便不利，则必先治其标。中满则胃满，药食之气不行而脏腑皆失所禀，危莫危于此矣。推其中满与大小二便不通之故，皆缘于三焦之决渎失职，膀胱之气化不行。无此相火，害其可以胜言哉。

九脏神脏五形脏四说

天有九星，地有九野，人有九脏。九星者，金、木、水、火、土、日、月、星、辰也，九野者，荆、扬、雍、豫、徐、梁、青、兖、冀也，九脏者，心、肝、肺、脾、胆、大肠、小肠、胃、膀胱也。《内经》曰，三而成天，三而成人，三而成地。三而三之，合则为九，九分为九野，九野为九脏，故神脏五、形脏四。古人注释未明，特为补之。神脏五者何？心藏神也，肝藏魂也，肺藏魄也，脾藏意也，胆藏智勇也。此五脏者，神之所以藏也。形脏四者何？大肠小肠藏粪，胃藏谷食，膀胱藏溺也。此四脏者，形之所藏也。《内经》分九脏，何以又云五脏已败，其色必夭，夭必死？此五脏者，究以九脏中之何脏当之？考《内经》脉论篇，以心肝肺脾肾列为五脏，分属五行，上应五色。以为心之色赤，胜则如鸡冠，败则如衃血；肝之色青，胜则如翠羽，败则如草滋；肺之色白，胜则如豕膏，败则如枯骨；脾之色黄，胜则如蟹腹，败则如枳实；肾之色黑，胜则如乌羽，败则如烟煤。藏神藏形之九脏中，并无肾脏，色夭必死之五脏中，何以增列肾脏？盖肾者，藏精者也。有精然后有神，肾之一脏，上通脑髓，上[1]达睾丸，中贯两腰子，介于形神之间，专司水脏，生[2]于天一，成于地六，为五脏精华之主，此应色之五脏，所以取重于肾也。心肝肺脾胆大肠小肠胃[3]膀胱九脏，合肾而为十脏，合三焦、膻中而为十二脏，分配十二地支，以应岁十有二月之缠[4]度。人身如天地，不于此而益信耶。

左右肺肝气血体用说

世人赞美医士，动曰明体达用。体用二字，诚医学之大纲领。究竟谁是明之、达之者？夫人身之内，有气、有血，气无形而血有形，血即体而气即用也。又曰左边属肝，肝之体实不在左，而在右，右为肝体，左为肝用也。又曰右边属肺，肺之

---

① 上：诸本同，疑“下”之误。
② 生：原作“在”，据正字本改。
③ 胃：原作“则”，据正字本改。
④ 缠：绕也。

体实不在右，而在左，左为肺体，右为肺用也。《易经》八卦，以伏羲先天之卦为体，以文王后天之卦为用。先天之乾在南，后天之乾在西北；先天之坤在北，后天之坤在西南；先天之离在东，后天之离在南；先天之坎在西，后天之坎在北。乾之南何以易而为离，坤之北何以易而为坎？盖草昧之时，天地未分，天地均混于乾内，一自天开地辟，阴阳划然分界，地气不与天交，则塞而成否，地气上与天交，则通而为泰。天气得地气上交，虚其中以为离，地气得天气下交，实其中以为坎，此易乾为离，易坤为坎之义也。在先天之卦，东方为离火，易而为震木者，木能生火也；在先天之卦，西方为坎水，易而为兑者，金能生水也，此五行体用之说也。人身左右、肺肝、气血、体用，亦何独不然。肺有管，由肺贯两叶，一而二也；心有管，由喉左右贯心中，二而一也。古人谓心为血主，不知心之中实有气而无血，气为体而血为用也；又谓肺为气主，不知肺之中实有血而无气，血为体而气为用也。如谓心非气体，肺非血体，试取猪心一具，剖而视之，其中只有气眼，并无点血。再取猪肺一具，用水淘洗，愈淘洗而血水愈多，血水淘尽，肺体始白，此岂不可以为明证乎。其曰心主血者，心之后为血海，是以血属之心也；其曰肺主气者，肺之前为气海，是以气属之肺也。肺覆于心上，左右各一叶，左叶较右叶稍长，肺体长者在左，应云左肺。其曰右边属肺者，肺金配兑，其位在西、在右，其用亦在右，故曰右边属肺。肝附于胃右，肝之体原在右，其曰左边属肝者，肝木配震，其位在东、在左，其用亦在左，故曰左边属肝也。血附气而行，气随血而溢，气所行之处，即血所行之处，气血周流无处不到。人身皮肉，偶有破损，血即流溢，血多则流粗，血少则流细，气旺则流长，气衰则流短，气无形而血有形也。男子以血为体，以气为用；女子以气为体，以血为用。男子之气，在天为日[1]，日行甚速，一日一周天，每到寅时，百脉皆归于气海。气之来也，无形可见，故男子之气虽有余，而不自知。女子之血，在天如月，月行甚迟，一月一周天，行满一月，诸血皆汇于血海。血乃有形之物，新血既来，旧血必去，故女子之血，按月以时下，血有余而不可留也。惟身受胎孕者，乃将所余之血，上积而为乳，产后复又通行矣。天地有四海，人身亦有四海。膻中为气海，南海也；丹田为血海，北海也；腔子后之血海，接通于背，西海也；脾胃为气血之海，横聚于腹，东海也。四海之水，有时而潮，人身之气血，亦有时而潮，此中玄妙之理，实有不足为外人道者。不明体用，其将何以为医乎。

戊己天地之门户说

《内经》曰，所谓戊己分者，奎壁角轸，天地之门户也。历来注疏家，不过援引《遁甲经》，以六戊为天门，六己为地户，含糊解说，而于奎壁角轸之义，置诸不论。岂知古人谈医，皆本天人合一之理。盖奎星在戌，壁星在亥，戌亥未分之间，其卦为乾，乾在八卦为天门，戊之阳土，寄居其位，戊为胃，戊之为天门，因胃而名之，实因乾而名之也。角星在辰，轸星在巳，辰巳交会之际，其卦为巽，巽在八卦为地户，己之阴土，恰处其间，己为脾，己之为地户，因脾而名之，实因巽而名之也。巽之卦，介于辰巳，辰为手阳明大肠，人身渣滓由大肠而导出，大肠直贯肛门，其孔最下，非地户而何？饮食皆由胃入，

---

① 男子之气，在天为日：原作“辰子每出未天为日”，据正字本改。

胃之管，上通喉咙，其孔最上，非天门而何？其以脾为地户，而不以大肠为地户者，以大肠为胃所驱使，脾则为胃所倚赖也。人身脾胃如旋磨，胃为上磨，脾为下磨，两者不得相离也。戊土值奎壁，于卦为乾，于腑为胃，于位为天门；己土值角轸，于卦为巽，于脏为脾，于位为地户，此天门地户之所由来也。戊己为天地之门户，若不在乾巽卦位，戌亥辰巳地界，《内经》何以不直言戊己者，天地之门户，而乃曰所谓戊己分者，奎壁角轸，天地之门户也哉。

仲景太阳篇阳七阴六说

仲景《伤寒论·太阳病篇》曰，太阳病，发热恶寒者，发于阳也；无恶寒者，发于阴也。发于阳者，七日愈；发于阴者，六日愈。以阳数七，阴数六也。夫阳七阴六，此中确有精义，后人不知天人合一之理，妄谓阳七阴六为传经愈病之期，此解诚为错谬。如七日六日，果是愈病之期，何以仲景太阳下条又云，太阳病七日以上自愈者，以传其经尽故也，若欲再作经者，针足阳明，岂不自相矛盾？须知太阳者，寒水之气也。太阳在天为寒，在地为水。太阳经属足膀胱，膀胱与肾相表里。膀胱之位在亥，属水，亥水者阴水也。肾之位在子，亦属水，子水者，阳水也。河图之序，一六水在北，二七火在南，三八木在东，四九金在西，五十土在中央。洛书之序，戴九履一，左三右七，二四为肩，六八为足。河图为体，洛书为用。亥水在洛书，位居六，子水在洛书，位居一。亥子寒水，在河图则统居一六，寒水生于天一，成于地六，地六合天一，共成七数，恰在子水阳位。病发于太阳之阳者，所以至七日而可愈。亥水在洛书居六，在河图之阴位，亦居六，病发于太阳之阴者，所以至六日而可愈。此阳数七阴数六之所由来也。不然，一三五七九皆阳，仲景何以独取乎七；二四六八十皆阴，仲景何以独取乎六。盖七数之阳，六数之阴，皆亥子寒水之本位。太阳之阳病，至太阳之阳数而解，太阳之阴病，至太阳之阴数而解。太阳之阳数在七，太阳之阴数在六，太阳之病，是以独取乎七，独取乎六也。此中妙理，岂寻常人所能梦见，舍天人合之理而谈医道，无惑乎？其愈谈而愈失也。医道之不明，岂自今日始哉，吁可慨已。

仲景《伤寒论》六经解病时说

仲景《伤寒论》，太阳病欲解时，从巳至未上；少阳病欲解时，从寅至辰上；阳明病欲解时，从申至戌上；太阴病欲解时，从亥至丑上；少阴病欲解时，从子至寅上；厥阴病欲解时，从丑至卯上。此数条颇有精义。历来注疏家，略而不论，即明如喻嘉言，亦附会前人之说，以为少阳旺于寅卯辰，太阳旺于巳午未，阳明旺于申酉戌。阳之数九，故解病之时亦有九，阳行速也。太阴旺于亥子丑，少阴旺于子丑寅，厥阴旺于丑寅卯。阴之数六，故解病之时亦有六，阴行迟也。论阴阳之衰旺则合，论解病之时刻，犹未精透。盖足太阳膀胱在亥，手太阳小肠在未，愈从巳起者，巳亥逢冲也。未为太阳部位，又为太阳旺时，足太阳膀胱之病，至手太阳小肠旺时而解者，阴从乎阳也。足少阳之胆在寅，手少阳之三焦在申，愈从寅起者，寅申逢冲也。少阳之阳不旺，至阳明而少阳之阳始旺，故足少阳之病，至手阳明所旺之时而解。辰也者，手阳明大肠也，戌[①]也者，足阳

① 戌：原作“成”，据正字本改。

明胃也。阳明之病，愈从申起者，以申为少阳，阳明之病，病自少阳而来，仍自少阳而去也。戌为足阳明旺时，故阳明之病至戌而解。足少阴之肾在子，手少阴之心在午，愈从子起者，子午逢冲也。寅为少阳胆，阴从乎阳，故少阴之病，至少阳旺时而解。足太阴之脾在丑，手太阴之肺在酉，愈从亥起者，亥属太阳膀胱，太阴之病，自太阳而来者，仍自太阳而去也。丑属太阴脾，太阴阴之极，无阳可附，故太阴之病，至足太阴丑脾旺时而解。足厥阴之肝在卯，手厥阴之心包络在巳，愈从丑起者，厥阴之病，自太阴而转变，仍自太阴而消融也。卯为足厥阴肝，故厥阴之病，自卯而解。六经解病，虽在六经旺时，实在六经部位，六经脏腑稍有亏损，不能胜伏外邪，虽遇解时，病仍不解，不解必传经。仲景论列六经，先定愈病时刻者，为未传经之病言之，非为已传经之病言之也。后之论注《伤寒》者，不啻蛇神牛鬼，谁是燃犀以照者乎。

精神气皆本脾胃说

精神气者，人身之三宝也。水之精为精，火之精为神，土之精为气。气在上为阳，在下为阴，其实皆本于中央戊己。戊胃阳土也，无水则太燥，故乾戊胃之下，承之以坎水肾，胃者，肾之关键也。己脾阴土也，无火则太湿，故巽己脾之上，临之以离火心，脾者，心之归宿也。脾胃①得水火之气，而变化阴阳。阴气下归于水而为精，阳气上归于火而为神，精与神交会于中而为气，清者上升，浊者下降。人必有气，然后有精神，有精神然后有魂魄。魂藏于肝，随心神而往来；魄藏于肺，并

① 胃：原作“肾”，诸本同。据上下文义，疑“胃”之误。

肾精以出入。气之原本于戊己，分而为阴阳，变而为水火，阳气由左而升，阴气由右而降，始于寅木，终于申金。故《内经》曰，天地者，万物之上下也；左右者，阴阳之道路也；水火者，阴阳之征兆也；金水者，生成之始终也。精摄于气，神固于精，气敛于神。精耗者，神日以离，气因而损；神劳者，气日以衰，精因而竭；气伤者，精日以夺，神因而昏。是故养生者，莫先于养气；养气者，莫先于养神；养神者，莫先于养精。精竭则气无所生，气耗则神无所附，神散则气无所归。三者失一，去生远矣。然五脏六腑，皆受气于阳明胃土、太阴脾土。阳明纳受水谷，太阴运化津液，生万物而法天地。故《内经》曰，阴阳天地之道也。人能知脾胃阴阳，为天地生物之道，而保其阴精，毋损胃气，秘其阳精，毋伐天和，阴平阳秘，虽百岁犹未有艾也。东垣理内伤独重脾胃，真得《内经》之秘。《内经》曰，谷气通于脾；又曰，精生于谷；又曰，有胃气则生，无胃气则死。脾胃之关于精神气，精神气之关于生死。有如此者，人其可不知所宝哉！

人身五运六气说

天地有五运六气，人身亦有五运六气。五运者，水火木金土；六气者，风寒燥湿火与暑也。其气本于三阴三阳，子午少阴君火，丑未太阴湿土，巳亥厥阴风木，此三阴也；寅申少阳相火，卯酉阳明燥金，辰戌太阳寒水，此三阳也。《内经》曰，在天为风，在地为木；在天为热，在地为火；在天为湿，在地为土；在天为燥，在地为金；在天为寒，在地为水。五气之在天地者，各随其运而变化。寅申二气，分火之余，终天地之运。子午正据南北为日月，代天地而运行，是以均从其常气而不从其变气也。金水木土，俱以形化，唯火独以气化，木分则小，金分则轻，水分则竭，土分则弱，独火则愈分愈多，愈多愈盛。故六气之中金木水土各一，而火独有二焉。后之注《内经》者，只知以风寒暑湿燥火为六气，不知此六气者，民病触之为六淫，为外感，乃天地流行之正气，非天地异常之病气也。春主风，夏主火，秋主燥，冬主寒，长夏主暑主湿，八节循环，四时迭更，千秋万古，同此往来。人身之气运，亦犹是也。手之三阴三阳，本乎上而为天；足之三阴三阳，本乎下而为地。天气左旋而上升，地气右旋而下降。卯酉阳明燥金，生辰戌太阳寒水；辰戌太阳寒水，生巳亥厥阴风木；巳亥厥阴风木，生子午少阴君火；子午少阴君火，生丑未太阴湿土；丑未太阴湿土，生卯酉阳明燥金。寅申少阳，分君火之余，终天地之运。寅则下生上克，申则下克上生。巳亥厥阴为初气，子午少阴为二气，寅申少阳为三气，丑未太阴为四气，卯酉阳明为五气，辰戌太阳为六气，至卯酉而阴阳各半，天地平分。《内经》曰，天枢之上，天气主之；天枢之下，地气主之；气交之分，人气主之。按人身天枢一穴，在脐之两旁，左临甲乙，上承戊胃，右临庚辛，下接己脾。戊，天门也，己，地户也。戊己者，天地之根，阴阳之位也。辛之下为乾，庚之上为坤，兑处乾坤之中为人。人也者，兼三才而两之者也。两者何？阴阳也。阳之三气，上行而应天；阴之三气，下行而应地。非谓天之气只有阳，地之气只有阴也。后之注《内经》者，以风木初气、君火二气、相火三气，分属身半以上之天；以湿土四气、燥金五气、寒水六气，分属身半以下之地。擘分阴阳为两橛，殊失《内经》之本旨。考之《内经》曰，气之升降，天地之更用也。升已而降，降者谓天；降已而升，升者谓地。天气下降，气流于地；地气上升，气腾于天。高下相召，升降相因，天地所周流，即变化所见端也。设使天之气仅在天，地之气仅在地，则天地之气无升降，其何以生长化收藏。人身之气无升降，又何以生长壮老已。《内经》曰，身半以上，其气三矣，天之分也，天气主之；身半以下，其气三矣，地之分也，地气主之。盖谓天地之气，六者互为流通。三阳之气，行于身半以上，则以天气为主；三阴之气，行于身半以下，则以地气为主。天地虽各有所主，而阴阳二气，实并行而不悖也。其曰春气始于下者，寅之月，太阳在子也；秋气始于上者，申之月，太阳在午也；夏气始于中，冬气始于标者，巳之月，太阳在酉，亥之月，太阳在卯也。故至高之地，冬气常在，至下之地，春气常在。所以然者，西北高燥而多寒，东南卑湿而多温也。气高则高，气下则下，气后则后，气前则前，气中则中，气外则外，各随其气以察病机。《内经》曰，凡刺之法，必候日月星辰，四时八节。天温日明，则人血淖液；天寒日阴，则人血凝泣。月始生，则血气精；月满郭，则血气实；月郭空，则肌肉减。可见人身之气血，实与天地之气运相经始。不能明天地阴阳之理，而妄决人生死，医人疾病，胶守成说，辗转戕生，是岂圣贤慈惠斯民之盛意哉！

运气主客常变说

天地运气，有主有客，有常有变。主气者，春属风，夏属火，秋属燥，冬属寒，长夏属暑湿，此四时之正气，即五运之主气也。春当温而反凉，夏当热而反寒，秋当凉而反温，冬当寒而反热，此四时不正之气，即五运之客气。非其时而有其气，民病因之而生。然此乃主客有形之气，而非无形之气也。有形之气为常气，无形之气为变气。至于疫疠之气，则又别是一种，如寒则寒之极，如热则热之极，或自天而降，或自地而升，或从八面之风气而来。一有感触，彼此皆同，此则出乎常变之外也。夫所谓常气者，天地寻常之气也。以四时言，则亥子丑为水气，主寒；寅卯辰为木气，主风；巳午未为火气，主热；申酉戌为金气，主凉。以五行言，则亥子为水，寅卯为木，巳午为火，申酉为金，辰戌丑未为土。一年三百六十日，六分之，各得六十日，五分之，各得七十二日。春夏秋冬，每季九十日，除土气分旺十八日，仍各得七十二日。四时之土，唯长夏为立命之土，以其能生金也。六经分配，少阳旺于寅卯辰，太阳旺于巳午未，阳明旺于申酉戌，阳之数九，其旺相各不相袭，阳行速也。太阴旺于亥子丑，少阴旺于子丑寅，厥阴旺于丑寅卯，阴之数六，其旺相逐位相连，阴行迟也。自小雪至大寒六十日，位子丑，为寒水之气；自大寒至春分六十日，位寅卯，为风木之气；自春分至小满六十日，位辰巳，为君火之气；自小满至大暑六十日，位午未，为相火之气；自大暑至秋分六十日，位申酉，为湿土之气；自秋分至小雪六十日，位戌①亥，为燥金之气。由水生木，由木生火，由火生土，由土生金，此四时无形之主气也。无形之客气者何？化气是也。巳亥化为厥阴风木，辰戌化为太阳寒水，丑未化为太阴湿土，卯酉化为阳明燥金。巳在谷雨之后，立夏之交，在四时为火，在常气亦为火，在化气则为风木，木能生火，火中有风，此月风火相煽，民病多同。古人谓，四月之病为温病，今人妄指为瘟，并指为瘟疫者，本诸此也。十月之亥为寒水，在常气为燥金，在化气为风木，水

① 有形之气……位戌：此400字原脱，据正字本补。

生于金，金贪生而不克木，风与木得以肆行其虐，且燥又生风，冬之风寒所以十月病者，即统谓之伤寒。冬月建子为寒水，在化气则为君火，水虚不能制火，则水中之火，亦得浮溢于外，所以至寒之月，而复有至热之病。古人谓冬月之伤寒为热病者，以其化气然也，化气即无形之客气，亦即四时之病气。察病机者，当先察此月之常气何在，化气何在，病气何在，然后以病人所受之症，互相核对，再察其脏腑虚实，元气盛衰，依经施治，天下犹有不瘳之疾者，我未之信也①。

六气相治相承说

《内经》曰，显明之右，君火之位也。君火之右，退行一步，相火治之；复行一步，土气治之。历来论注诸贤，未得其解。王氏启玄，略而不注，汪氏讱庵，注而不详，刘氏河间，引证纷然，愈求明而愈晦本旨，毋怪后人以《内经》为难读也。其曰显明之右，君火位焉者，显明，离也；离之右，即午；午者，少阴君火心也。君火之右，退行一步，即巳心包络，心君不可妄动，包络相火代其行事，是以言相火治之也。火盛则木被其焚毁，金被其煅炼。土为火之子，以土子泄其旺气，则火之发也，尚不至于燎原。巳火心包络之后，即辰土大肠。仲景治少阴伤寒，有急下数症者，使邪气从大肠而出，以救枯涸之津液，即②复行一步，土气治之之说也。复行一步，金气治之者，木不燔伤，旺于卯乙。若不以金治之，则下③连寅甲，龙雷之火上腾，其势愈难扑灭。必虽卯酉合而化金，则新秋荐爽，

① 者即统谓……我未之信也：此148字原脱，据正字本补。
② 六气相治相承说……即：此233字原脱，据正字本补。
③ 下：原作“不”，据正字本改。

金风至而火气潜消矣。复行一步，水气治之者，卯酉化为燥金矣。金燥则土干，失其生生之性，且燥气行于戌胃之间，合乾金之燥以收杀，燥与燥互相承接，大地将成焦土矣。必得亥水膀胱，为之运化其气，子水肾，为之收纳其气，金水相生，土气始不至于燥裂，此水气治之之说也。水太过则土受其湿，故必复行一步，而治之以寅木。寅木者，所以疏丑土之气，而顺亥子之生者也，此木气治之之说也。东南之气常有余，《内经》曰，亢则害，治之者，所以防其害也。亥水膀胱，相火也；子水肾，君火也。肾主藏精，膀胱主化精，精非膀胱不化，非肾不藏，此相火之下，必以君火承之也。水位之下，土气承之者，固其堤防，水不至于泛滥。肾属宗筋，主利关节，脾运津液，主润宗筋，此子肾之后，所以承之以丑脾也。土位之下，风气承之者，丑土与艮土同宫，万物之所以成终而成始也。艮在先天为震，震在后天为艮，艮综震，震综艮，艮震虽是两卦，实是一卦。但未出土前，震原是艮，既出土后，艮即是震。震为百风之长，次于寅，寅为和煦之春风，春风一动，百物皆丽于土。木得土而生发有资，土得水而滋长不绝，故土位之下，必以风气承之也。巽风与兑泽相通，乙木与庚金合化。兑气在天为云，巽气在天为风，庚金在地为虎，乙木在地为龙。风位之下，金气承之者，虎啸则风生，龙行则云从也。金位之下，火气承之者，申在庚，酉在兑，金气太旺，非火不能泄其气也。兑下乾为戊土，乾下坎为癸水，戊癸合而化火。金从火化，天地铸于洪炉，此乾坤兑肺之下，必承之以坎子肾，少阴君火也。《内经》曰，阴精奉者，其人寿。阴精肾也，君火心也，肾不上与心交，则阴阳脱离，病斯殆矣。此少阴君火心之下，必承之以少阴君火肾也。西北之气多不足，《内经》曰，承乃制。承之者，所以承接其不足也。人生于气，气生于精，精生于谷。胃受谷而纳于脾，脾复输津于胃，胃复输津于肺。肺以其气之清者，上传三焦，气之浊者，下传膀胱。三焦布气于五脏，膀胱化气于六腑。以精者入肾而为精，以粗者入大小肠而为便溺。此子肾之后，位以亥膀胱，子肾之前，位以丑脾，膀胱之上，位以戌胃者，明阴精之所由来也。戌胃之上即酉肺，金生于土，气本于乾也。人秉气以生，实奉精以生。肺以三焦为辅相，故酉肺之右，列以申三焦。心与小肠相表里，故午心之下，列以未小肠。包络所以辅心，故午心之上，列以巳心包络。巳心包络之右，位以辰大肠者，以其荡涤渣滓，专司传导化物，且值巽宫，巽为地户，故位之也。天开于子，地关于丑，人生于寅，物始于艮，故寅丑与艮同宫。人禀阳气以生者，至甲而出震，震为长男，代乾父以用事也；其禀阴气以生者，至乙而齐巽，巽为长女，代坤母以用事也。乾父坤母，退处辛庚，长女长男，同居甲乙，乙庚合而化金，此精之所以生气，气之所以生人也。天地旋转之机，阴阳变化之妙，具于人身，隐于卦象，配于干支，合于脏腑，著于《内经》，确然不易。未能参悟，故不知其所指，一为绘图立说，觉千古疑城，至此而破，我心为之一快。

人身气血如日月经天说

《内经》曰，天有宿度，人有经脉。人身之气血，犹天地之日月也。日禀太阳之气，昼行于阳；月禀太阴之气，夜行于阴。太阳一日行一度，一年一周天，十九年一大周天；太阴一时行一度，一月一周天，六十三年一大周天。太阳行速，故以盈算；

太阴行迟，故以缩算。每于春寅，日与月均会于析木[1]之次。太阳顺行，立春之初，则在子虚十度，至雨水则在壬危八度，至惊蛰则在亥室七度，至春分则在乾壁四度，至清明则在戌奎十度，至谷雨则在辛娄八度，至立夏则在酉胃十度，至小满则在庚昴九度，至芒种则在兑毕十三度，至夏至则在坤井初[2]度，至小暑则在申井十七度，至大暑则在未井三十二度，至立秋则在丁柳十一度，至处暑则在午张六度，至白露则在丙翼三度，至秋分则在巳翼十八度，至寒露则在巽轸十四度，至霜降则在辰角十一度，至立冬则在乙氐四度，至小雪则在卯房三度，至大雪则在甲尾七度，至冬至则在艮箕五度，至小寒则在丑斗十一度，至大寒则在癸牛四度，凡三百六十度，为一周天。太阴逆行，于寅月析木之次，则由尾三度至斗三度；卯月大火之次，则由氐二度至尾二度；辰月寿星之次，则由轸十度至氐一度；巳月鹑尾之次，则由张十五度至轸九度；午月鹑火之次，则由柳四度至张十四度；未月鹑首之次，则由井九度至柳三度；申月实沈之次，则由毕七度至井八度；酉月大梁之次，则由胃四度至毕六度；戌月降娄之次，则由奎二度至胃三度；亥月娵訾之次，则由危十三度，至奎一度；子月玄枵之次，则由女二度至危十二度；丑月星纪之次，则由斗四度至女一度。丑月之气，系小寒大寒，太阳在斗在艮，太阴亦在斗在艮，至寅而合，旋即由寅而分。箕星主风，箕在寅，行于冬至之后，所以寅木为百风之长，冬月为风寒之根也。毕星主雨，雨在地为湿，毕在申，行于夏至之后，所以湿气盛于长夏也。人身之气血，不殊

① 析木：指东方青龙七宿中的尾宿。十二星次中的析木，应十二地支中的寅，配二十八宿的尾、箕二宿。

② 初：原作“功”，据正字本改。

于日月。寅时会于寸口，百脉均朝肺经，旋即左右分行。寅时行于子肾，卯时行于亥膀胱，辰时行于戌胃，巳时行于酉肺，午时行于申三焦，未时行于未小肠，申时行于午心，酉时行于巳心包络，戌时行于辰大肠，亥时行于卯肝，子时行于寅胆，丑时行于丑脾。太阳运行之次第，即气血流行之次第。昼行阳二十五度，以阳气为主；夜行阴二十五度，以阴血为主。卧则血归于阴，起则气还于阳，此阴阳气血之不可以不讲明而切究也。气息之说，以息为定，一呼一吸为一息，一呼脉行三寸，一吸脉行三寸，一呼一吸，脉行六寸。每度二刻，每刻一百三十五息，脉行八丈一尺，一度二刻计二百七十息，脉行十六丈二尺。每一时计八刻，共四度。气一千一百二十五息有奇，脉行六十七丈五尺有奇。每日一百刻，计一万三千五百息，脉行八百一十丈。由寅时起，至丑时终，周而复始，所余之息，留以作闰，亦闰余成岁之义也。手三阴之脉，从腹走手；手三阳之脉，从手走头；足三阳之脉，从头走足；足三阴之脉，从足走腹。宗气起于上焦，营气起于中焦，卫气起于下焦。每日血脉所行之时，所到之部，与日月所行之宫，所过之位，毫无差谬。如果按照时刻所属脏腑，逐一为之诊验，为之考较，则孰虚孰实，孰盛孰衰，或风或湿，或热或寒，不难立辨指下，此日月之缠度，大有关于病机也。

男女气血不可分治说

气之与血，男女同具①者也。男子以气为本，女子以血为

---

① 具：原作“其”，据正字本改。

本。男子多用气，故气常①不足；女子多用血，故血常不足。所以男子之病，多在气分；女子之病，多在血分。然男子精枯，血亦随竭；女子血衰，气亦短少。其有气因血病者，调其血以养其气；其有血因气病者，调其气以和其血。气无血则气不流通，血无气则血必凝滞。善治气者先调血，善治血者先调气，此男女气血不可妄为分治也。然犹必求其所属，而其治始克精焉。盖主气者肺也，而纳气者肾也，化气者膀胱也，布气者三焦，生气者脾胃。主血者心也，而藏血者肝，行血者肺，统血者脾胃。八卦以兑金配肺，以坎水配肾，以亥水配膀胱，以戌土配胃，以申金②配三焦。乾居亥水膀胱之中，坤居申金三焦之上，肺界乾坤之间。膀胱化气于乾天，三焦布气于坤地，而乾坤二气，实胎于坎肾之一元。若肾水充足，则气旺神强；肾水衰惫，则神虚气少。虚劳喘咳，岂独肺③病也哉。且膀胱为州都之官，津液所藏；三焦为决渎之官，水道所出；脾胃为仓廪之官，五味所聚。人之饮食，先入于胃，次连于脾，脾复上输于胃，此《内经》所以称胃为十二官之长也。胃以脾之所输者，传之于肺，肺复传之于三焦，三焦代肺气而行之于诸脏，尤赖膀胱为之化，肾为之藏。若肾水空虚，膀胱失化，则肺气散漫无归，脾不为输，胃不为传，则戌亥混淆，天地黯然莫别，痞满肿胀，所由来也。天地闭塞，人其殆欤。倘命门之火未熄，则气存灰④线，惜精保肾，养气和脾，子气至而天眼开矣。更能节制饮食，淡泊滋味，则丑土之脾气以强。辟开地户，收拾

① 常：原作“当”，据正字本改。
② 金：原作“年”，据正字本改。
③ 肺：原作“肚”，据正字本改。
④ 灰：原作“所”，据正字本改。

阴霾，至艮宫而斗指春寅，生机已勃勃矣。此气病之治，当先于藏气化气生气者，预为未雨之绸缪，庶足以生死人而肉白骨也。主血之心配于离，藏血之肝配于震，行血之肺配于兑，统血之脾胃配于艮乾。艮之位为癸，乾之位为壬，壬癸之中，即坎肾。壬脉通，癸水旺，女子因而有孕。壬癸者，肾也，命门也，胞胎也，即脾与胃统血以供生育之地者也。受孕之后，月事不下，上积于两乳，灌溉胎元。两乳者，肝之窍也。上有震之长男，下有巽之长女，受气成胎，男女各判。阴精裹结阳精者为男，阳精裹结阴精者为女。胎气既成，两乳分荫，男胎则震乳荫之，女胎则巽乳荫之。古人注《周有八士》章，谓四乳而生八子者，实此义也。若女子怒伤肝气，则血无所藏；忧伤脾气，则血无所统；郁伤胃气，则血无所生；劳伤肺气，则血无所附。血病而专治夫血，此胶柱鼓瑟之流，不可以与言医之至理者也。气与血互为其根，血与气交相为用。兑肺之位，下应乾元；离心之宫，上附坤地。气血相通之理，其即乾坤合撰之妙也夫。

人身太极有三说

人身太极有三，有先天无形之太极，有后天有形之太极，有后天无形之太极。先天无形者何？父母构精时，一点真阴真阳，感而通，通而聚，聚而凝，凝而结，结而胎孕。初胎为脑，始生成鼻。肺为气主鼻，在卦为兑，兑之下即乾父，兑之上即坤母，此受气成形之始，后人称始祖为鼻祖者，本诸此也。次生肾，鼻有两孔属阴，肾有两歧属阳，由无极而太极，由太极而两仪，此先天无形之太极，人未成形时，而即赋之以生者也。既成形以后，太极归于中宫，脾胃司之。胃戊土阳也，脾己土阴也。谷气入于胃，统归于脾，脾输精于五脏，复先注之于胃，胃始输于肺，肺复相传于五脏，而上下转输，循环不息，实脾胃为之总。小儿下地，即能吮乳者，脾胃之气通也。是脾胃者，后天有形之太极也。脾胃输精于肺者，地气上而为云，肺之后列以坤卦是也；肺输精于四脏者，天气降而为雨，肺之前列以乾卦是也。此人身太极八卦自然合撰之妙谛也。《内经》曰，女子七岁肾气盛，齿更发长；二[①]七而天癸至，壬脉通，太冲脉盛，月事以时下，故有子。丈夫八岁，肾气实，发长齿更；二八肾气盛，天癸至，精[②]气溢泻，阴阳和，故能有子。夫所谓天癸者，男女之阴精阳精也，男子藏于命门，女子藏于胞胎。胞胎，子宫也，即肾与命门也，均在丹田、气海、关元穴内，统名之曰丹田，藏精、藏气、藏血、藏神。是丹田者，后天无形之太极也。分阴分阳，迭用柔刚，则能保精而聚神者，年虽百岁，犹能有子。丹田之阴阳，上下回环，互相拱抱，不即不离，可久可大。阳欲上脱，阴下吸之，阴欲下脱，阳上吸之，动静互为其根，根深而蒂以固矣。唯剥丧真元者，耗其精，散其气，劳其神，本实先拨，其枝叶犹有不害者乎！

寅申巳亥相合补说

寅，胆也；申，三焦也；巳，心包络也；亥，膀胱也。皆相火也。寅亥为相火之所始，巳申为相火之所终，共旺一百二十日，以成一岁之功，是以寅必与亥合，巳必与申合也。然其说未尽妙也，盖《易经》与《内经》相为表里，其八卦干支分

① 二：原作“三”，据《素问·上古天真论》及正字本改。
② 精：原作“肾”，据《素问·上古天真论》改。

配脏腑，其相合处，自有天然不易之理，原不待后人勉强安排。自王叔和妄行拟配，则八卦干支，遂与脏腑渺不相涉，后儒论注方书，于医理尚多未透，安能洞悉易理？脏腑精微，均各略焉不讲，书中虽载有干支配合之文，不过赘词而已。试思人生疾病，何一不发于脏腑，舍脏腑而谈医药，药将何医也。八卦以震配甲乙位肝胆，地支以寅为胆，寅在震，以亥为膀胱，亥在乾。乾父不用事，长男用事，寅不与亥合，则主器无人，国何以治。又以巳为心包络，以申为三焦，巳在巽，三焦在坤。坤母不用事，长女用事，巳不与申合，则主馈无人，家何以兴。此卦象脏腑相合之义也。包络有形无位，三焦有位无形，三焦之脉络于膻中，包络之脉起于膻中，膻中即包络也。《素问》谓手少阳与心为表里，《灵枢》谓手厥阴之脉出属心包络、下膈、历络三焦，手少阳之脉散络心包络、合心主，可见包络与三焦相为表里。包络在巳，三焦在申，此巳之所以合申也。膀胱之脉起于目内眦，胆之脉起于目锐眦，膀胱则从巅顶入耳角，胆则由头角下耳后，胆与膀胱之脉亦相为表里。胆在寅，膀胱在亥，此寅之所以合亥也。要皆考《内经》脉络而①知之也。寅之与亥合，巳之与申合，其即午心未小肠，酉肺辰大肠，相表里而即相合之义也欤。胆与膀胱其相合之处，最关紧要，以胆为清净之府，不能容物，如有传注于胆者，必借膀胱为之化。别物皆不注胆，唯酒则独先注胆。盖酒者清冽之物，不随浊物下行，唯喜渗入，渗入之区，先在于胆，胆为清净之府，同气相求，理固然也。胆之收摄无几，必渐次渗于膀胱。尝见饮酒之人，多溺者难醉，以其从膀胱化也。如膀胱不为之化，则由

① 相为表里……要皆考《内经》脉络而：此402字原脱，据正字本补。

胃入者，仍由胃出，倾事囊①倒吐，其能免乎？若流连胆中，则迷失本性，是以酒至半酣，虽懦夫有挥拳骂坐之胆，虽贪士有千金不惜之胆，以及放浪形骸之流，且有一吸数觥，不顾余生之胆，此非注胆之明验耶？膀胱不为运化，则胆受其伤。胆不胜病，移病于肝，肝主筋，筋掣痛者，肝之病也。肝病不已，移病于肾，肾主骨，骨痿厥者，肾之病也。酒为湿热之物，始先由胃入肠，胃为湿热所伤，连及于脾，脾土主四肢，手足拘牵，脾之病也。久之热从寒化，流入三阴。三阴者，太阴脾、厥阴肝、少阴肾也。三阴之脉，由足底贯腿膝，嗜酒之夫，多病痰火脚者，职此故也。酒之害匪细，可不慎欤？因论寅胆、亥膀胱所以相合之故，而悟及酒客致病之由。仲景治伤寒，桂枝汤症，屡于酒客垂戒，故并录之。

《内经》七诊独字可以为切脉定法说

《内经》曰，望而知之谓之圣，闻而知之谓之神，问而知之谓之工，切而知之谓之巧。可知古人治病，原不专恃切脉也。后世业医者，不读《内经》，不讲脉络，不考究易象阴阳，天地气运，望色闻声，不知何谓，又复自诩通人，耻于询问，徒以三指捉摹，猜寒猜热，杂剂混投，不死于病，而死于医，一劫运使之然也。间有患病者，故隐其病以试医，谈病偶中则以为良，偶一不中则以为拙。更有来往看视亲朋，不明医理，妄为说实道虚，破坏病人心意。又有病人稍知药性，坚称为寒为热，不肯任听医者下药，互相执论，致医者病者两无主张，迁就担延，祸不旋踵。此种积习今时尤甚，良可慨也。然脉理精纯，

① 囊：原作“不”，据正字本改。

胸有卓见者，不难立辨指下。如病人初出房门，气息未定，伸手诊之，寸脉必大，徐徐按之，寸脉渐小。若久按而寸大依然，必其下元不足，其气涌上耳。下元真阴不足，则补真阴，真阳不足，则补真阳，不待辨也。若上下有脉，中部独沉，必肝脾虚竭，养肝补脾，尚待问乎。若上中无脉，下部独盛，则阴阳气陷，必用升提，又可知也。此诊内伤之大略也。外感之脉，伤风则浮缓；伤寒则阴阳俱紧；风寒两伤，则紧而兼浮；若止①紧而不弦，脉中犹带弱者，瘟病也。此诊外感之大略也。《内经》七诊之要曰，独小者病，独大者病，独疾者病，独迟者病，独热者病，独寒者病，独陷下者病。夫独者毒也，唯其有毒，是以其脉独见也。诚能于独字中细心体会，病虽千变万化，莫能逃其洞鉴也。然而浮沉迟数，虽分属表里寒热，其中犹有大相悬殊之处，辨之又不可不明也。浮固为表矣，而凡阴虚者，脉必浮而无力，是浮不可以概言表也，可表散乎？沉固为里矣，而凡表邪初感之盛者，阴寒束于皮毛，阳气不能外达，脉必先见沉紧，是沉不可以概言里也，可攻内乎？迟固为寒矣，而凡伤寒初退，余热未清，脉多迟滑，是迟不可以概言寒也，可温中乎？数固为热矣，而凡虚损之候，阴阳俱虚，气血败乱，脉必急数，愈虚者愈数，愈数者愈危，是数不可以概言热也，可寒凉乎？毫厘之差，千里之谬，不以四诊相参，而欲孟浪任意，未有不杀人于反掌间者。唯本《内经》七诊独字之法，详加体认，究竟六部脉中，何部独有脉，何部独无脉，何部独衰，何部独盛，何部独小、独大，何部独疾、独迟，何部独陷下；二十四脉中何脉独见；十二经络中何经独病；十二经脉络所行之地，何

① 止：只，仅仅。

地独显病情；十二经各有主病，何经之主病独多。又复察其声音，望其形色，审其欲恶，探其饮食，询其二便，问其昼夜重轻，则虚实寒热，早已透彻胸中。然后依脉定症，依症立方，则把握在我。而病之当补、当泻、当汗、当下、当吐、当和，自必有条而不紊也。此《内经》七诊独字可以奉为切脉之定法。

杂　说

《易》曰，昔者圣人之作易也，将以顺性命之理。是故立天之道曰阴与阳，立地之道曰柔与刚，立人之道曰仁与义。又曰，水流湿，火就燥，云从龙，风从虎，圣人作而万物睹。本乎天者亲上，本乎地者亲下。又曰，原始反终，故知死生之说。又曰，终万物始万物者，莫盛乎艮。可见三才之道，备于人身，八卦之精，关乎生死，特未经体会，故不知其所指。一为按图索解，则性命之微，了如指掌，不仅关乎病机已也。夫所谓在天之阳者日也，在天之阴者月也。日生于寅而为离，月生于申而为坎。天无日月运行，则昼夜不分；人无坎离交会，则阴阳无偶。天不能有阳无阴，人不能有男无女，阴阳之道妙，造化之自然也。地之柔在己，己脾土阴也；地之刚在戊，戊胃土阳也。乾为天门，巽为地户。位戊胃于乾者，以天门不开，则阴无以敛；位己脾于巽者，以地户不闭，阳无以升也。此天地循环之理，阴阳相抱之机，匪可言喻者也。地道以戊己之刚柔为枢机，人身即以脾胃之刚柔为默运。仁性柔，育物者也，发于地之坤；义性刚，制物者也，发于天之乾。仁义者，乾坤刚柔之气也。人赋天地之气以生，即当存仁义以全①天地之性。所

① 以全：原作"方金"，据正字本改。

以兑气一卦，间于乾坤之中，兼三才而两之者，此之谓也。坎为水居下，离为火居上。水生于申，由兑而下流于坎，水流湿也；火生于寅，由震而上就于离，火就燥也。坎之卦为肾为水，水上于天而为云；兑之卦为肺为气，气上于天亦为云。云气起于西北，震龙之潜于北，乾龙之隐于西者，得云气而随之以升。兑金主杀，白虎象焉。虎也者，猛而难驯者也。因其啸而金风以起，寅之春风，巽之和风，从其类以招之，而虎之猛者，亦转化而为驯。金以木泄，木以金荣，此即从龙从虎之说欤。圣人作而万物睹者，离照当空，群阴见晛；一人首出，天下和平。清气上升，浊气下降。气之本乎天者，上而之天；气之本乎地者，下而之地。亲上亲下，各从其类。阴阳和，气血顺，可以却病，可以延年，道之大本，性命之大原也。《内经》曰，百病皆生于气。气，肝气也。龙藏于中，虎伏于内。若果肝气和平，则心之火借以藏，肾之水借以养，乾之龙不至于亢，坤之龙不至于战，寅之虎莫逞其威，酉之虎早敛其迹，风调雨顺，而品物于以流行矣。设肝气一为妄动，则龙雷之火上腾，下激坎水，上鼓巽风，石走沙飞，阳舒变为阴惨。且震巽风生，山[①]林荡动，卯酉合化之燥虎，因风盛而亦出肆其威，火以风炽，风以火扬。肝病而心亦病矣，心病而肺肾脾亦各与之俱病矣。心病则神为之乱，肺病则气为之伤，肾病则精为之泄，脾病则食为之减。原其始，不过一气之微；反其终，则有五脏之损。精竭神伤，不死何待？此原始反终，所以知死生之说也。仙经调神驭气，必先伏虎降龙，其殆[②]有鉴于斯欤。艮也者，东北方之

---

① 山：原作“由”，据正字本改。

② 殆：原作“殆”，据正字本改。

卦也。艮之前为坎，一阳之所以生也；艮之后为震，四阳之所聚也。坎生于乾，震亦生于乾，水与木同源而异派。坎水得艮而肾以藏，震木得艮而肝以达。艮在丑寅之间，前临立春，后临大寒，冬之气终于大寒，春之气始于立春。且人身阴阳脉息均以丑时终于太阴脾，寅时会于太阴肺。地辟于丑，人生于寅。夫丑者万物之所终，寅者万物之所始，艮届丑寅之间，是以成终而成始也。震之综卦为艮，艮之综卦为震。万物出乎震，仍是出乎艮，万物成乎艮，仍是成乎震，识得艮震功用，即透得阴阳消息。先天八卦与后天八卦，本是一个八卦，如必强分为二，不唯不可与言易，而并不可与言医也。肺经一脏，高出膈间，热之而肺病，寒之而肺亦病，古人谓肺为娇脏，其殆以少女之取象也乎。

卷中

男女均有肾脏说

外肾，睾丸也。内肾，肾也，即丹田也，命门也。男子以藏精，女子以系胞胎。肾之一脏，男女皆有之。男子为阳，有势以外挺；女子为阴，无势而内含。《内经》曰，须本于势。女子无势，故无须。八卦内以坎配肾，外画两阴，中画一阳，以真阳伏于阴中，水始不寒，生始得遂。古人辩论脏腑，以外肾之睾丸两枚，指称为肾。并云肾只一耳，何以有两？其左者为肾，其右者为命门。男子以藏精，女子以系胞胎。历来论注名贤，悉依其旧，且有以两睾丸分配水火者，其说皆谬妄也。彼既以两睾丸为肾，并云男子以藏精，女子以系胞胎，则是男女皆有。试执斯说以问古人，女子睾丸在于何处？其系胞胎者，果是何物？当亦哑言自笑矣。《内经》曰，足少阴肾脉，起于足小指之下，其直者从肾上贯肝膈，入肺中，循喉咙，夹舌本。又曰，任脉起于胞中。又曰，督脉起于少腹以下骨中央，女子入系挺孔，其络循阴器合纂间（前后阴交界处），其男子循茎下至纂，与女子等。又曰，冲为血海，任主胞胎。又曰，冲脉、任脉、督脉，皆起于中极之下，上走关元，下会总筋，分行前后。按中极一穴，在脐下四寸；关元一穴，在脐下三寸。关元中极交会之处即气海也，即丹田也，即肾脏与命门也。冲、任、督三脉，皆起于胞中。胞中，非肾脏乎？经别①肾之名，而谓

① 别：原作“刖”，据正字本改。

之督脉者，以总督一身之元阳。由下骨中央起，女子循阴器，男子循茎，绕臀后，贯背脊，由巅顶入脑。可见胞中一穴，乃男子藏精，女子系胎之所，真肾脏也。如以睾丸为肾，岂男子该五脏，而女子独该四脏耶？夫脏者藏也，心肝肺脾皆藏于腹内，而肾脏独露于腹外，有是理乎？《内经》曰，女子七岁，肾气盛；二七天癸至；三七肾气平均；四七筋骨坚；五七阳明脉衰；六七三阳脉衰；七七任脉虚，太冲脉衰少，天癸绝，地道不通，故形坏而无子。丈夫八岁，肾气实；二八肾气盛；三八肾气平均；四八筋骨隆盛；五八肾气衰；六八阳气衰；七八天癸绝，精少肾衰；八八齿发去。可见肾之一脏，男女皆有，非睾丸也，实气海也，关元也，丹田也。肾与命门，亦犹有位无形之膻中、三焦也昌绘丹字图时，未见合信氏所绘男子膀胱图之精囊、女子子宫图之精珠，与王勋臣所绘膀胱图之精道阙疑处，故以肾脏为有位无形。今乃知其有形物也，快甚快甚。至一水一火之说，虽有其理，但肾中之火蕴于水中，不著于水外，乃无形之真火也。熏陶五脏六腑，炊蒸五官百骸。目得此火而能视，耳得此火而能闻，手足得此火而能运动。譬之鳌山灯，中列炬烛，而外边之坐者、卧者、飞者、走者，无一不动合自然。此火一微，得受其焰者，犹能动舞，不得受其焰者，忽然停止。此火一熄，则行止俱灭。肾火之在人身，亦犹是也。势与睾丸，古人谓之外肾，可见有外肾者，必有内肾。或又以腰之两枚为内肾者，不知腰为肾腑。《内经》谓之小心，在腹之后，未在腹之前，不得指以为肾也。仙经以丹田为至宝，丹田、气海、关元，即男女之肾脏命门也。丹田之丹字，恰合男女肾脏命门之形。绘图于后，当必有能辨之者。

以丹田为男女肾脏，此昌拟议之说也。未能确见其形，不敢指为何状。历十余年后，始见西医合信氏所绘膀胱图，上附有精囊一图，又绘有子宫一图，附注精珠。又见直隶王勋臣所绘膀胱图，于精道一处，阙疑以待。精囊、子宫均在尻骨盘中，膀胱之下，直肠之上。始悟肾之一脏，男子即精囊也，女子即子宫也。男子以藏精，女子以系胞胎。古人诚不我欺矣！得此数图，丹字图方有说据，闭门造车，出门合辙，何快如之丙戌阳生日识。

男子肾脏丹字图

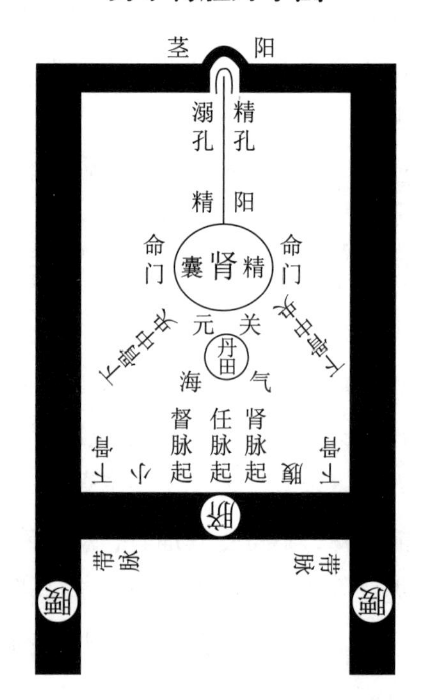

女子肾[1]脏丹字图

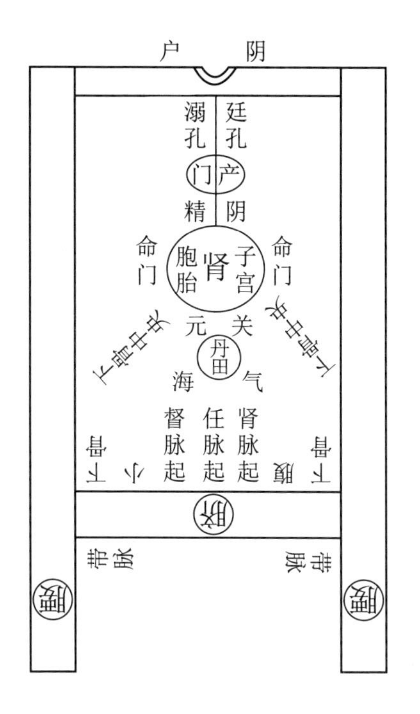

易象阴阳脏腑病机指掌全图说[2]图另绘

人身一小天地也，易象阴阳，九宫八卦，天干地支，时节气运[3]，无一不蕴于胸腹之中。以脉络为贯串，以气血为流通，顺行者生，逆滞者病，败绝者死，理之常也。昌酷嗜岐黄，以为脏腑病机，必与乾坤合撰。遍询医流，卒无知者，乃取《灵枢》《素问》与羲文易象互相揣摩。十余年来，恍然

① 肾：原作“骨”，据正字本改。

② 易象阴阳脏腑病机指掌全图说：原作“易象阴阳脏腑全图说”，据目录改。

③ 运：原作“道”，据正字本改。

有悟，且若有为牖之者，因绘图立说。并分出十层看法，用以就正四方，非敢自以为是也。然按图索解，觉天地阴阳、干支卦象、时节气运、脏腑病机，了如指掌。爰署其名曰易象阴阳脏腑病机指掌全图。如蒙高明之士指其疵谬，进以精深，则幸甚！

天之体圆，故以十二支配合之脏腑，列入圆图以象天。地之体方，故以八卦配合之脏腑，列入方图以象地。戊己为天地之门户，分寄于奎壁角轸，在人身为脾胃。己脾在巽，戊胃在乾。总天地人三才之妙用，绘于一图。不唯天下之病机莫能外，即天下之至道亦莫能外也，特为表而出之。

伏羲八卦，先天之体也；文王八卦，后天之用也。不知八卦之体用，不唯不可与言易，而更不可与言医。医之道实天人合一之道也。乾体离用者，火在天上也；坤体坎用者，水在地下也；离体震用者，日生于东也；坎体兑用者，月生于西也；艮体乾用者，少男老而为父也；巽体坤用者，长女老而为母也；兑体巽用者，女用长而不用少也；震体艮用者，万物出乎震而成乎艮也。震未出土为艮，艮未入土为震，震艮虽是两卦，实是一卦。冬自艮终，春自艮始，此艮之所以成终而成始也。识得体用，可以谈医。区区指示病机，尚不足以尽此图之妙也！

第一层太极一元图说[1]

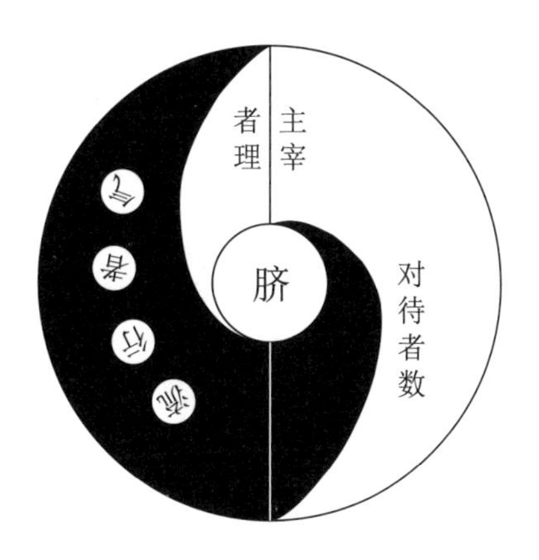

乾曰乾元，坤曰坤元，是一元者，天地之功用也。人未赋气，乃为无极；人甫赋气，即为太极。非谓太极一极，无极又一极也。此一元所以为第一层。

此圣人作易之原也。伏羲之易以数，文王之易以气，周孔之易以理。日月往来，寒暑变迁，无一不具于此图之中。虽曰阳极生阴，阴极生阳，而阳未极时，阴已暗长；阴未极时，阳已潜生。二气之流行，实一元之鼓荡也。人身之太极亦如之。中分黑白二路，白路者，性之善也；黑路者，习之恶也。未发时皆蕴于中，唯恃理以为之主宰。虽曰阴阳界限，实是人禽关头。人之所以异于禽兽几希者，在这个地位。若果能将此图阴阳消长潜心玩味，自然洞悉易理，畅晓阴阳，不仅关乎病机已也。

① 第一层太极一元图说：原作“第一层看法”，据目录补，余下同。

第二层戊己两仪图说

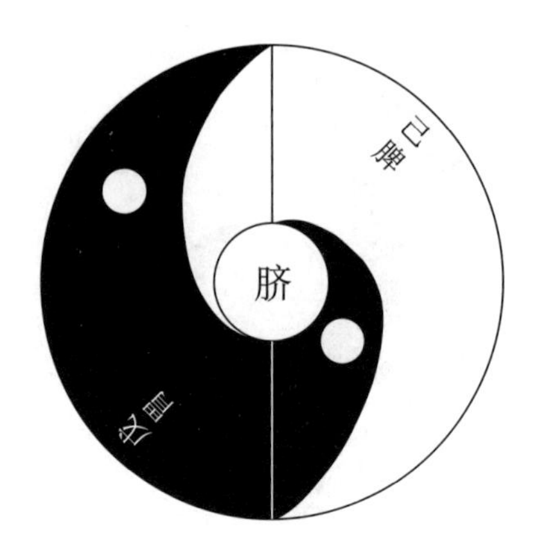

一元未分，是为太极，两仪初判，即成戊己。戊己者，天地之根，阴阳之本，生人之性命也。戊己在人身为脾胃。此戊己所以为第二层。

立天之道曰阴与阳，立地之道曰柔与刚，立人之道曰仁与义。是阴阳、刚柔、仁义，皆两仪也，即戊己也。天地未分以前，是为太极。阴阳既判而后，即成两仪。在八卦为乾坤，在天地为戊己，在人身为脾胃。戊，阳气也；己，阴气也。阳气由地而上升，阴气由天而下降。坎水在先天坤地之位，所以上纳乎戊；离火在先天乾天之位，所以下纳乎己。此分阴分阳，迭用柔刚之妙谛也。万物由土而生，戊己乃中央之土，分寄于奎壁角轸，所以为天地之门户①也。

---

① 户：原作“百”，据正字本改。

第三层五行五脏图说

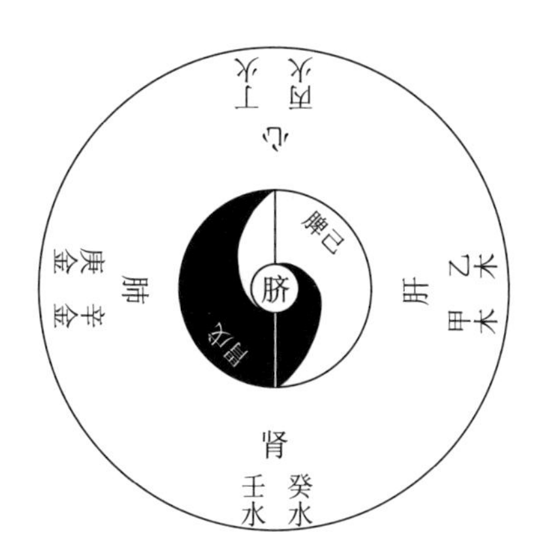

万物生于土，五行亦生于土。土以两仪生四象，故曰二五之精妙合而凝也。五行分属五脏，此五行五脏所以为第三层。

五脏之生，皆本于土。由己脾而戊胃，阳根于阴也。由戊己而庚辛，土生金，是肺生于脾胃也。由庚辛而壬癸，金生水，是肾生于肺金也。由壬癸而甲乙，水生木，是肝生于肾也。由甲乙而丙丁，木生火，是心生于肝也。由丙丁而戊己，火生土，是脾胃生于心也。万物出乎土，而仍归乎土。土之功用极大，所以人身之生死，亦以脾胃为主断。《脉经》曰，有胃气则生，无胃气则死。此之谓也。

第四层八卦干支分配脏腑图说

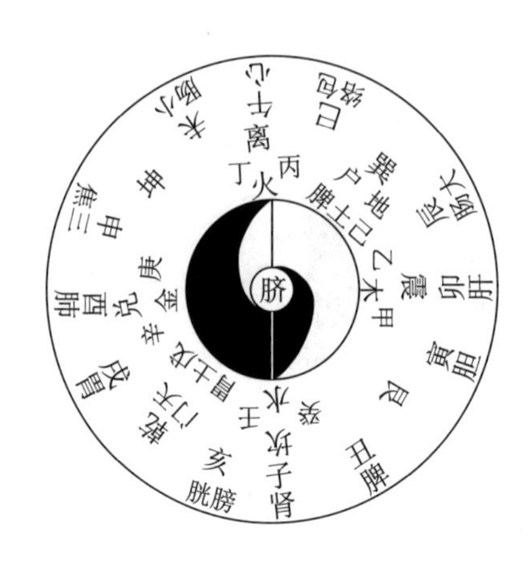

五脏者，阴之体也。阴极生阳，故六腑附之，合三焦为十二经络。上应天干地支、五行八卦。此脏腑分配所以为第四层。

天之象，空洞无物者也。吾人身半以上法天，身半以下法地。手三阴三阳之脏腑，皆配于天。天至高也，故以离心居乾位；地至卑也，故以坎肾居坤位。包络辅心，三焦辅肺，肺与大肠相表里，心与小肠相表里。三焦有位无形，包络有形无位。大小肠位高而体下，心藏于肺底，仍是空位。《道经》曰，赤肉团上，有一无位真人。所以离午之心，坤申未之三焦、小肠，巽巳辰之包络、大肠，均在身半以上，有其位而无其物，此天之所以空也；肝胆肾膀胱脾胃分隶足之六经，与大小肠同处腹中，为隔膜下物，此地之所以实也。

第五层三焦心肾图说

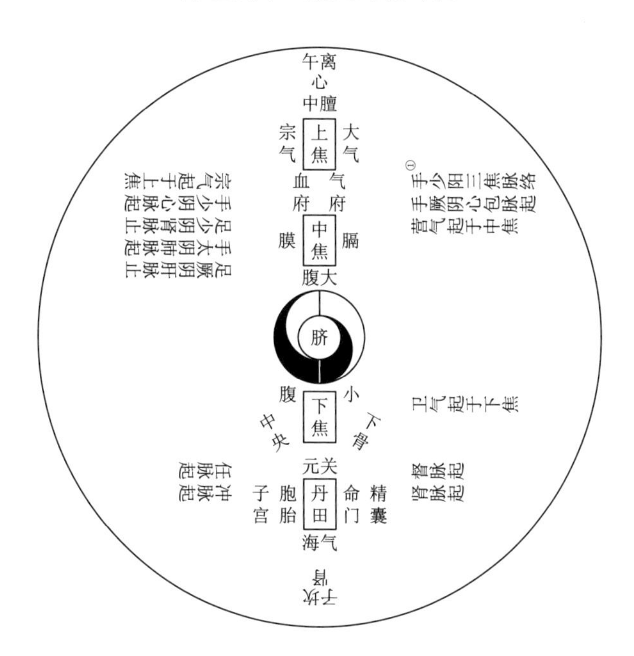

三焦附于脏腑，实有御上御下之权。心肾分逮上下，更有相维相系之妙。功用甚巨，此三焦心肾所以第五层。

三焦各有部位，上焦在膻中，中焦在胃，下焦在脾。宗气起于上焦，营气起于中焦，卫气起于下焦，此营卫之所由来也。三焦之脉，均止于膻中。膻中一穴，如煽火之风匣，气由此而起，气仍由此而终。任你扯来扯去，总不能出这个匣外。人身气血，昼夜环流不息，实赖此胸中大气斡旋于其间。大气一衰，则百脉停止，三焦不能升降，五脏失其灌溉，神机化灭，气立孤危，如之何其可也？至于肾脏丹田，另有图说，兹不重赘。

---

① 手少阳三焦脉络：原作“手厥阴心焦□□”，据正字本改。

第六层二十四气流行图说

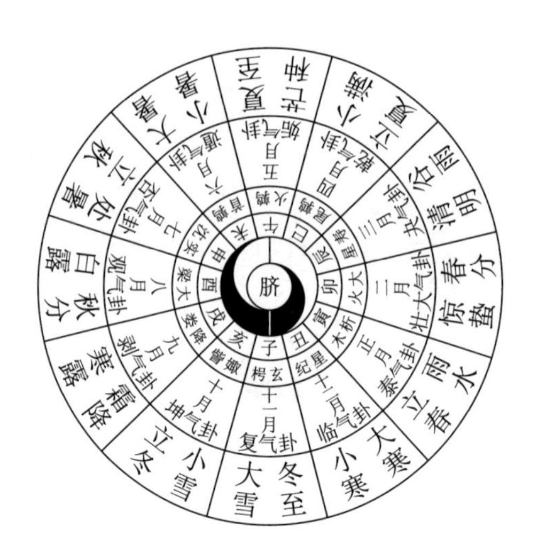

气行于阳，血行于阴。气血之流行，原随四时而变化。天地之气更，人身之气亦更。此二十四气流行，所以为第六层。

冬至一阳生。一阳者，复卦也；二阳者，临卦也；三阳者，泰卦也；四阳为大壮；五阳为夬；六阳为乾。乾也者，阳之极也，阳极而阴生矣。一阴生于夏至。一阴之卦为姤；二阴之卦为遁；三阴之卦为否；四阴之卦为观；五阴之卦为剥；六阴之卦为坤。坤也者，阴之极也，阴极而阳又生矣。由泰而否，由剥而复，此阴阳消长之机，天地自然之妙。一往一来，循环不息。人身之气血，亦如是焉而已。

第七层脉息流行部位丈尺图说

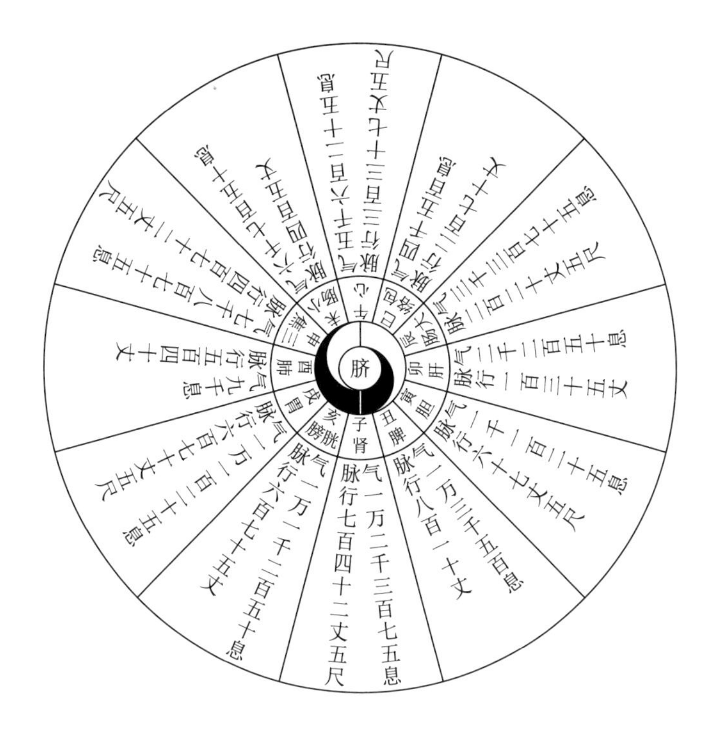

日月运行，一日一周天，人身气血亦一日一周天。脉行之丈尺，即日月行天之丈尺。此脉息丈尺所以为第七层。

人一呼脉行三寸，一吸脉行三寸，一呼一吸为一息，脉行六寸。每日一百刻，计一万三千五百息，脉行八百一十丈。寅时行于子肾，卯时行于亥膀胱，辰时行于戌胃，巳时行于酉肺，午时行于申三焦，未时行于未小肠，申时行于午心，酉时行于巳包络，戌时行于辰大肠，亥时行于卯肝，子时行于寅胆，丑时行于丑脾。自寅至未，血附气行；自申至丑，气附血行。每日寅时，百脉皆朝于肺，如水之潮海，旋来而旋去，不可以为专主也。每日十二时脉行部位及所行丈尺，当以此说为是。

第八层星宿运行宫度图说

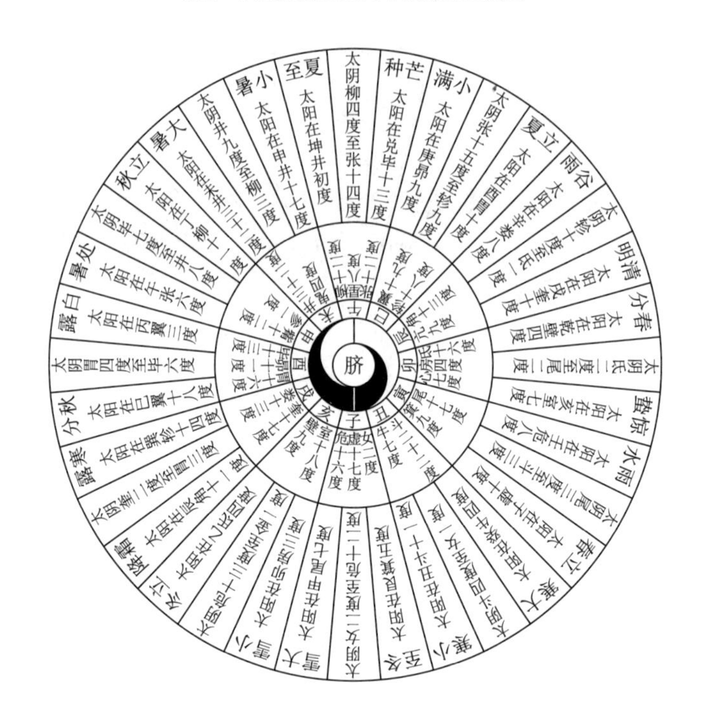

人身之气应日，人身之血应月。日月缠度所会之时，即人身气血所会之时。依时认脉，消息自真。此星宿缠度所以为第八层。

周天三百六十五度，每岁三百六十日，除月小六日，仅三百五十四日，所余日度，积以为闰，总以三百六十度算为一周天。人身一日一周天，脉①行三百六十度，与天之度数相符合。每月太阳所到之宫，即人身②每日每时气行之处。每月太阴所到之宫，即人身每日每时血行③之处。万古之人事，一年之气

① 脉：原作“之”，据正字本改。
② 身：原作“百”，据正字本改。
③ 行：原作“一”，据正字本改。

象也；一日之气象，万古之始终也。若①能把万古看作一日，吾身看作天地，则万事万物，不在②天地，而在③我矣。此穷理尽性以至于命之学也。

第九层四时运气主客图说

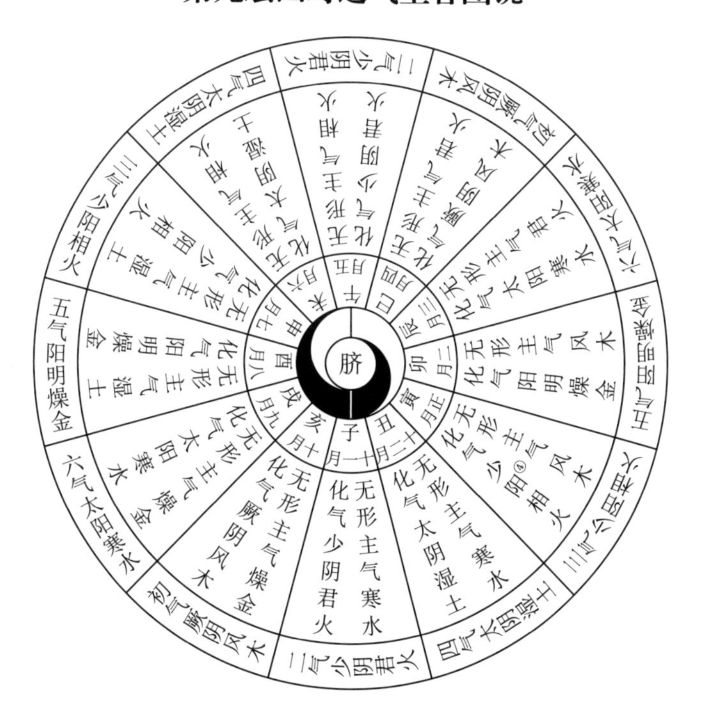

天地之气变无常，人身之气变亦无常。人身如天地，未有天地气变，而人身之气不变者。此常变气运所以为第九层。

四时之间，各有主气、化气，及有形主气、无形主气。寅卯辰为春为木，巳午未为夏为火，申酉戌为秋为金，亥子丑为

① 若：原作“天”，据正字本改。
② 在：原作“一”，据正字本改。
③ 在：原作“十”，据正字本改。
④ 阳：原作“阴”，诸本同。按四时运气，疑“阳”之误。

冬为水，此四时有形之主气也。无形之主气，子丑月则为寒水，寅卯月则为风木①，辰巳月则为君火，午未月则为相火，申酉月则为湿土，戌亥月则为燥金。至于化气，初气则巳亥厥阴风木，二气则子午少阴君火，三气则寅申少阳相火，四气则丑未太阴湿土，五气则卯酉阳明燥金，六气则辰戌太阳寒水。四季之土，各旺一十八日，未到十八日以前，仍随四时正气，不得以土气论也。

第十层十二经脉病机图说

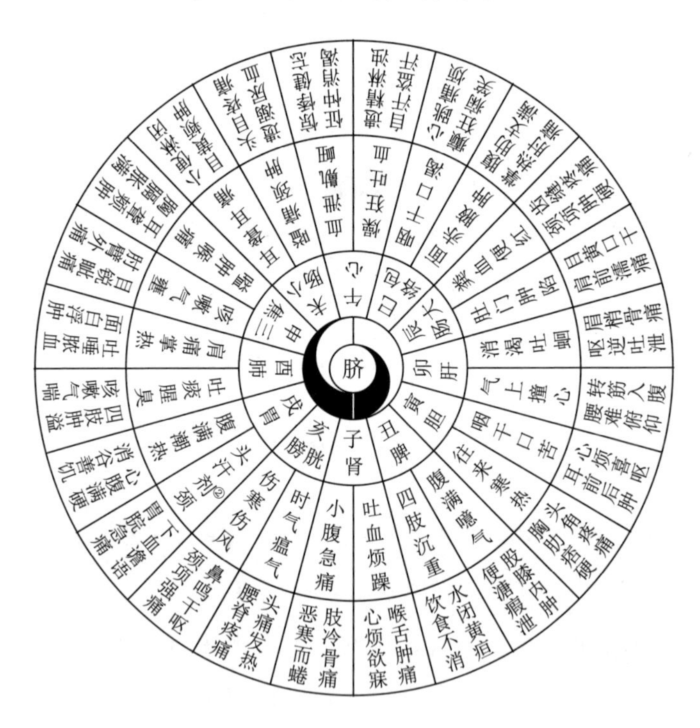

天地气运，寒暖不同，人身疾病重轻各别。但各经有各经之主

① 木：原作“水”，诸本同。按四时运气，疑“木”之误。
② 剂：齐也。

病，不以内伤外感而或殊。此脏腑病机所以为第十层。

病之情状，千变万化，图中不能悉指，仅以五脏六腑之有关伤寒者聊为摘录。但其中有虚有实，有热有寒，必须求合四诊，始无错误。至于十二经脉，各有主病。此图虽未尽括，然总不能外此病机，或一经而兼有数病，或数经而合成一病。仔细辨析，自然用药得宜，如匙之开锁，如矢之破的，诚易事也。

头前正面经络图说

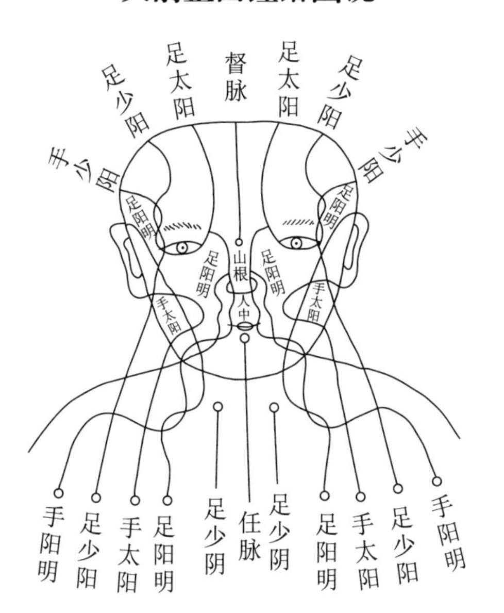

头之正面，分为五路。其中路，上嘴唇以上，属督脉；下嘴唇以下，属任脉，此中路脉络也。其第二路，目内眦旁，上属足太阳经；鼻孔下绕齿，属手阳明经，此为第三路也。其第四路，两颧骨外旁，属手太阳经；头侧上，属足少阳经；绕耳前后，属手少阳经，此为第四路也。其第五路，由山根鼻额，下绕齿环唇，属足阳明经，此第五路脉络也。

头后项颈经络图说

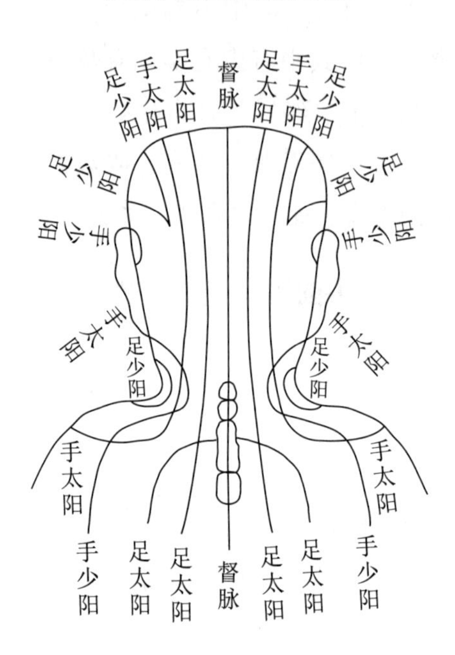

头后项颈，分为七路。其中路属督脉。唯两旁第二路，属足太阳经。其余第三路、四路、五路，皆属足少阳经。颈前中路属任脉，二路属足阳明经，三路属手阳明经，四路属手太阳经，五路属足少阳经，六路属手少阳经，七路属足太阳经。项后中路属督脉经也。

胸腹经络图说

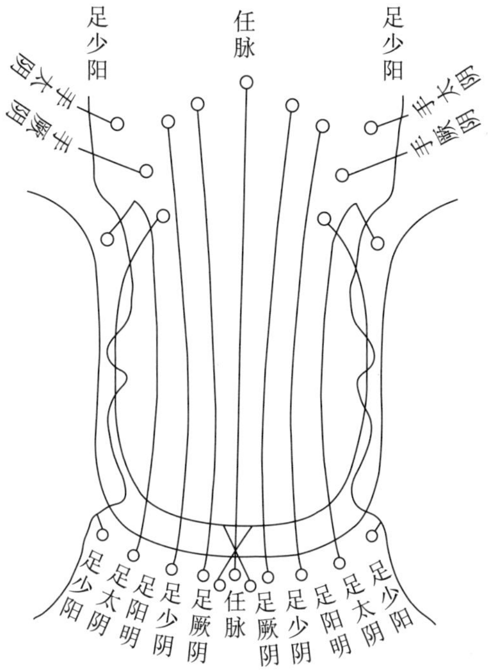

胸腹之中路，属任脉。两旁第二路，属足少阴肾经。第三路属足阳明胃经。第四路，属足太阴脾经。乳下胁上，第五路，属足厥阴肝经。胁后第六路，属足少阳胆经。此胸腹之经络也。

脊背经络图说

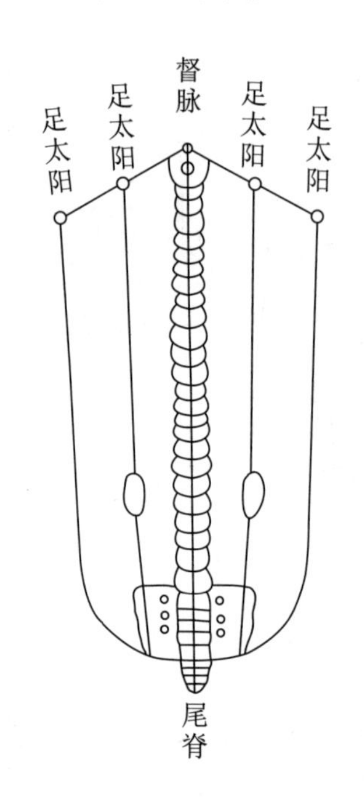

脊之中路属督脉经。脊之两旁，第二行，属足太阳膀胱经。第三行，分属手太阳小肠经，以脉络相连也。至经络之位，则第二行、第三行，俱属足太阳膀胱经，以手太阳之脉，起于手而终于耳也。

手膊臂外经络图说

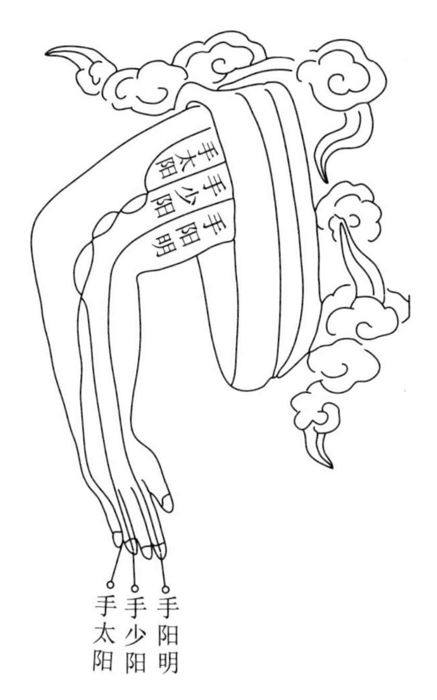

手太阳之脉，起于手小指。手少阳之脉，起于手小指次指之间，即无名指也。手阳明之脉，起于手次指内侧。均由手臂外侧上肘。此手三阳之脉络也。

手膊臂内经络图说

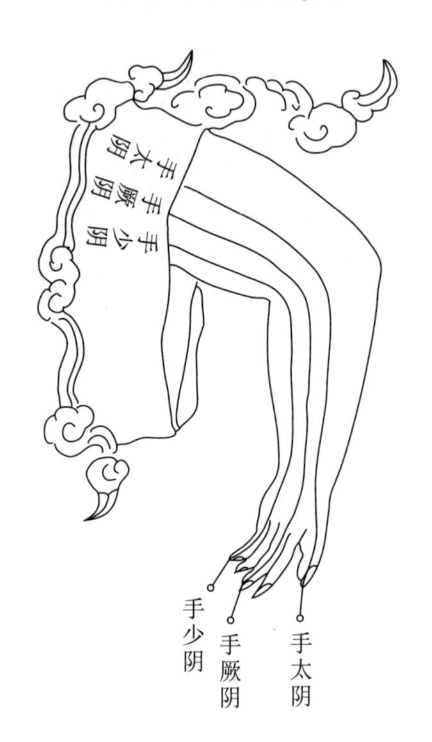

手太阴之脉，起于中焦，终于手大指内侧爪甲根。手少阴之脉，起于心经，终于手小指。手厥阴之脉，起于膻中，终于手中指。均由肘下手臂内侧。此手三阴之脉络也。

足膝外经络图说

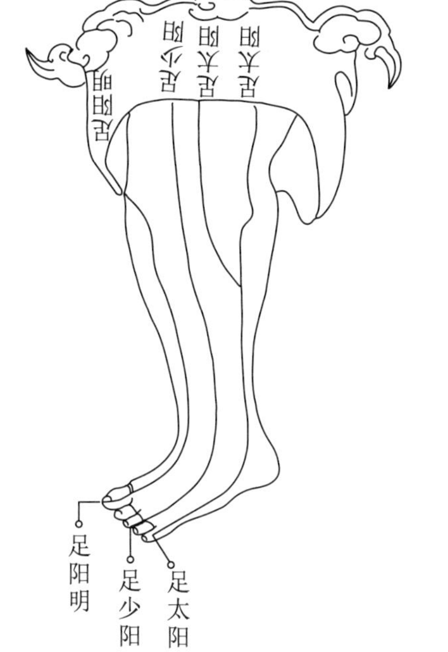

足太阳之脉，起于目内眦，终于足小指外侧。足阳明之脉，起于鼻额山根处，终于足大指。足少阳之脉，起于目锐眦边，终于足小指次指之间。均由腰胁胸腹下行出膝外，贯足肚。此足三阳经脉络循行之部位也。

足膝内经络图说

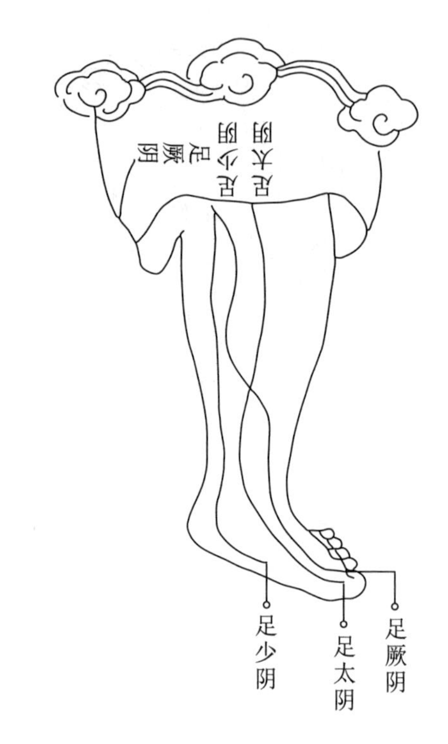

足太阴之脉，起于足大指，终于舌根下。足少阴之脉，起于足小指，由足心上而行。足厥阴之脉，起于足大指之端，终于中焦。太阴则由足大指外侧行股内，少阴则绕行膝后，厥阴则由大指外侧之前，行股内之中。此足三阴之脉络也。

正面诸经起止全图

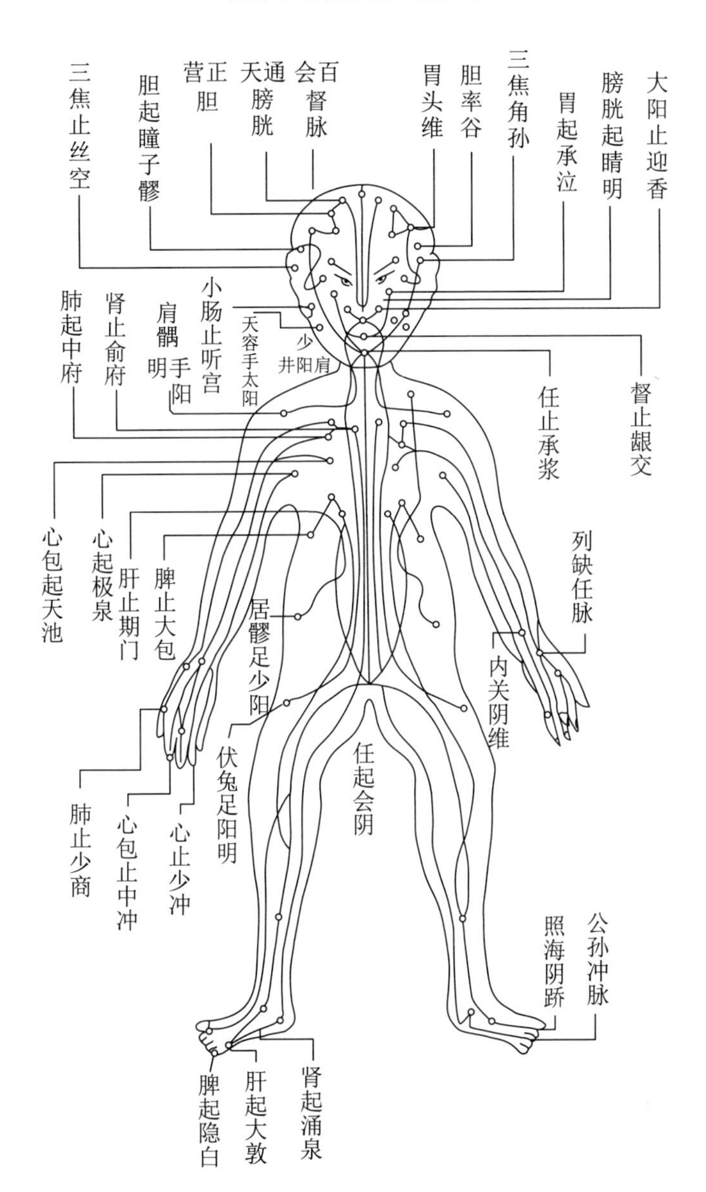
三焦止丝空
胆起瞳子髎
营正胆
天通膀胱
会百督脉
胃头维
胆率谷
三焦角孙
胃起承泣
膀胱起睛明
大阳止迎香
肺起中府
肾止俞府
肩髃明手阳
小肠止听宫
天容手太阳
少井阳肩
任止承浆
督止龈交
心包起天池
心起极泉
肝止期门
脾止大包
居髎足少阳
列缺任脉
内关阴维
伏兔足阳明
任起会阴
肺止少商
心包止中冲
心止少冲
照海阴跻
公孙冲脉
脾起隐白
肝起大敦
肾起涌泉

背面诸经起止全图

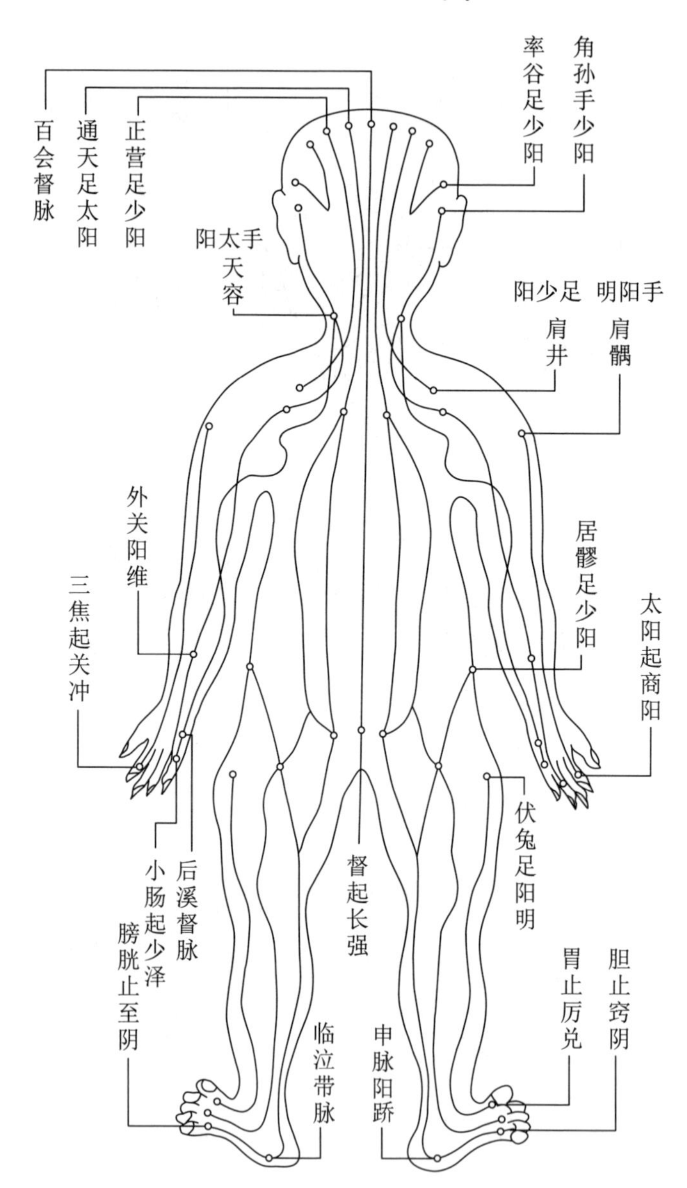
百会督脉
通天足太阳
正营足少阳
率谷足少阳
角孙手少阳
阳太手
天容
阳少足
肩井
明阳手
肩髃
外关阳维
三焦起关冲
居髎足少阳
太阳起商阳
伏兔足阳明
后溪督脉
小肠起少泽
膀胱止至阴
督起长强
临泣带脉
申脉阳跻
胃止厉兑
胆止窍阴

正面骨度部位图

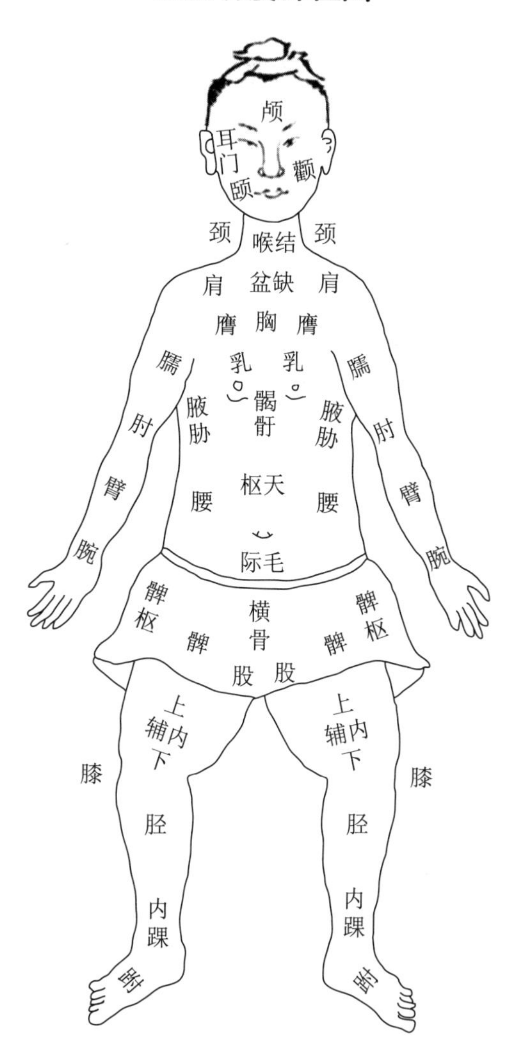

颅
耳门
颐
颧
颈
喉结
颈
肩
盆缺
肩
膺
胸
膺
臑
乳
乳
臑
腋胁
髑骬
腋胁
肘
肘
臂
枢天
臂
腰
腰
腕
际毛
腕
髀枢
横骨
髀枢
髀
髀
股
股
上
辅内
下
上
辅内
下
膝
膝
胫
胫
内踝
内踝
跗
跗

背面骨度部位图

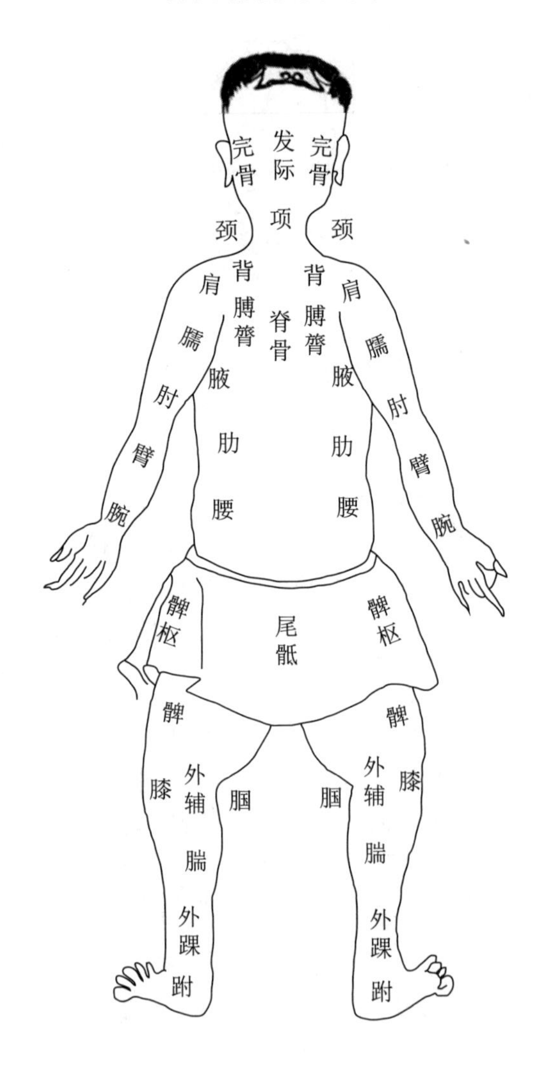

发际
完骨
完骨
项
颈
颈
背
背
肩
肩
膊膂
膊膂
脊骨
臑
臑
腋
腋
肘
肘
肋
肋
臂
臂
腰
腰
腕
腕
髀枢
髀枢
尾骶
髀
髀
膝
膝
外辅
外辅
腘
腘
腨
腨
外踝
外踝
跗
跗

〔附录〕中西医士脏腑图说弁言

余未亲见人身脏腑，所述脏腑图说，悉本诸河洛易象，参悟于《素问》《灵枢》。虽蒙搢绅先生见而许可，赐序劝梓。余因说无证据，未敢遽殃梨枣，乃挟技遨游，遍询名儒硕彦，往返数千里。所遇医流类，皆一时名望，谈及脏腑经络，竟无增置一喙者。嗟乎！十室之邑，尚有忠信，西蜀名地，岂乏高贤？特不知隐处何地，使余无从访识耳。甲申秋，游幕到渝，客与谈医，言及直隶王勋臣，著有《医林改错》。泰西医士合信氏①，著有《全体新论》《妇婴新说》各书。男女脏腑诸图，无不备载。《改错》一书，世不盛行。西医书皆石印，存上海医局，颇难构觅。余心艳之，逢人辄询，已逾两载。丙戌夏，购获二书，如获拱璧。细阅王勋臣所绘脏腑，不及合信氏之详；合信氏所论病情，不及王勋臣之正。然皆各有所得，亦即各有所偏。合信氏略于珑管出水道，勋臣略于精囊子宫。非勋臣之故略也，盖勋臣所见者，乃婴孩暴露之脏腑，其时肾脏未生，从何披视？合信氏所见之脏腑，乃泰西国王准其剖割已死男妇之脏腑也。有勋臣之珑管出水道，而《内经》之上焦如雾、中焦如沤、下焦如渎者，乃确有证据，可以解释群疑。有合信氏之精囊、子宫，而《内经》男子以藏精、女子以系胞胎之肾脏者，乃确有真形，可以申明其义。无如西医之学，不本中国《内经》，只称为精囊、子宫，而不称为肾脏。其指之为肾者，仍沿中国医书，以身后之两腰子属之，变其名为司溺之肾经。

① 合信氏：原作“合姓氏”，据正字本及本书他处所言及，应指“合信氏”。

其所谓男子以藏精，女子以系胞胎之肾脏，则绝口不言。中西医学之不同者此也。余因勋臣所绘膀胱图，合信氏所绘膀胱图及子宫图，与余所绘丹字图，不谋而合。因摘录二家图说，略为评论。与余所绘丹字图及脏腑全图分看层次，并周身经络各图，共为一册。俾有志医学之士，广其见闻，得其真谛，不复为世俗之医所贻误，是则余之所厚望焉耳。

大清光绪十三年岁次丁亥小阳月上浣茂亭氏罗定昌自识

〔附录〕中西医士脏腑图

勋臣肺脏图

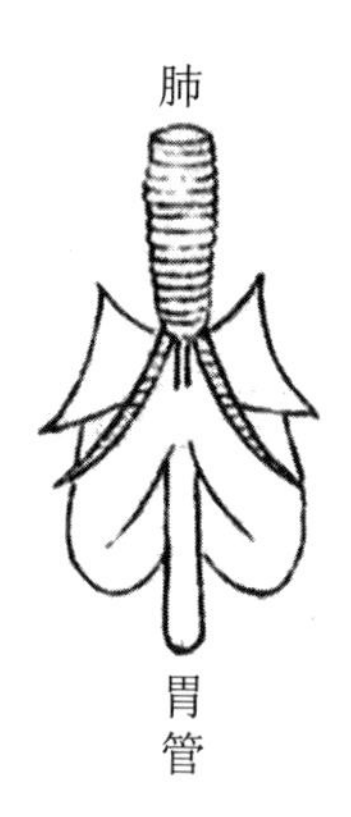

肺管至肺分两杈，入肺两叶，直贯到底，皆有节。

肺内所存皆轻浮白沫，如豆腐沫，有形无体。

两大叶，大面向背，小向胸，上有四尖，向胸下一小片①，亦向胸。

肺外皮实无透窍，亦无行气之二十四孔。

勋臣胃腑图

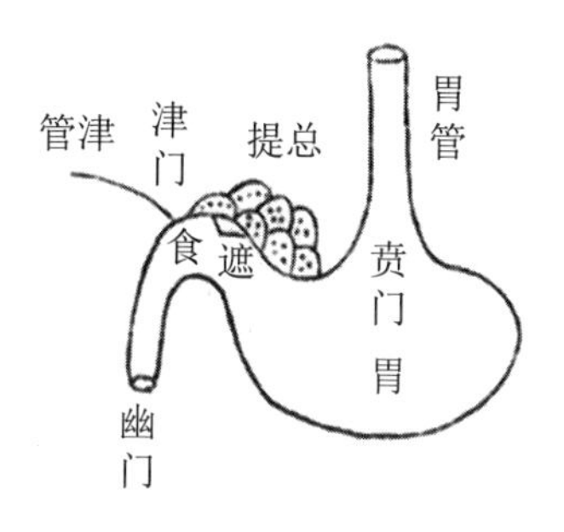

① 片：原作"凡"，据正字本改。

胃腑之体质，上口贲门，在胃上正中；下口幽门，亦在胃上侧右；幽门之左寸许，为津门；胃内津门之左有疙瘩如枣，名曰遮食；胃外津门左名总提，肝连于其上。总提俗名胰子。

胃在腹是平铺卧长，上口向脊，下口向左，底向腹，连出水道。

西医胃腑图

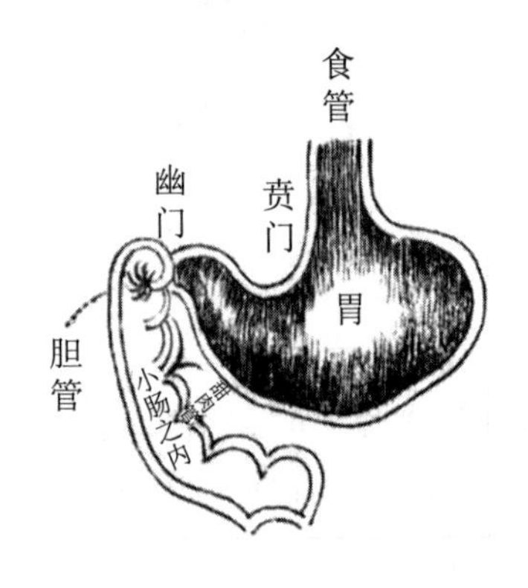

勋臣脾脏图

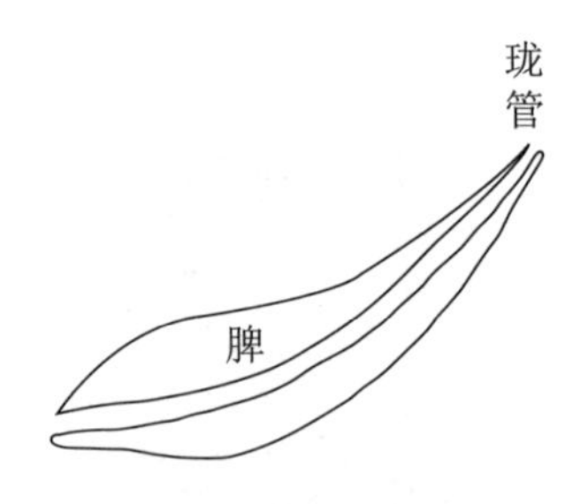

胃中有一管，体相玲珑，易于出水，故名珑管。

脾之长短，与胃相等。脾中间有一管，另画珑管者，谓有出水道，令人易辨也。

勋臣心脏图

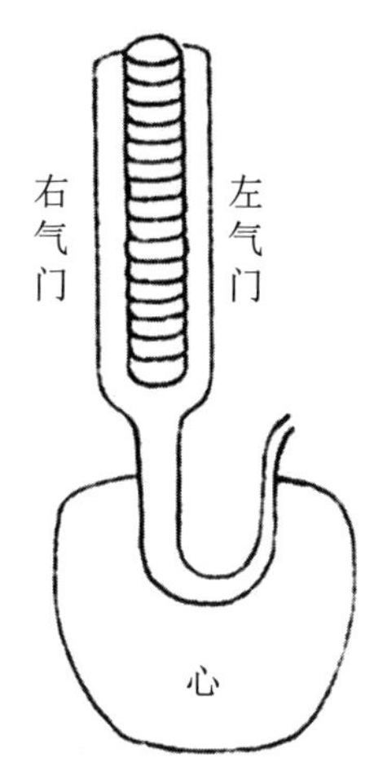

左气门，右气门，两管归一管入心，由心左转出，横行后接卫总管。

心长在气管之下，非在肺管之下，心与肺叶上棱齐。

勋臣膈膜图

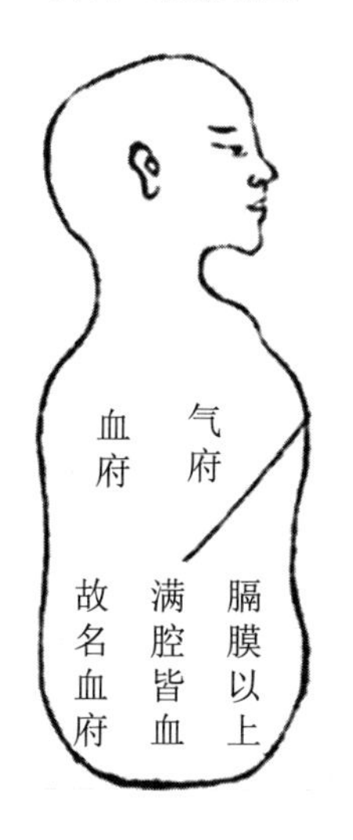

膈膜以上仅只肺心，左右气门，余无他物。

其余皆膈膜以下物，人身膈膜是上下界，膈膜上气府。（茂亭氏增入）

勋臣膀胱图

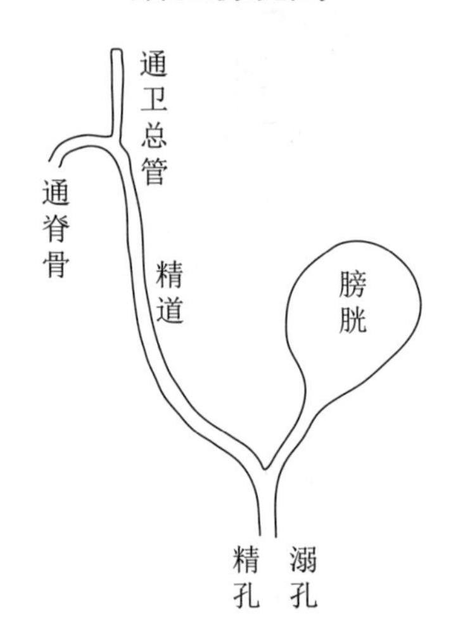

膀胱有下口，无上口，下口归玉茎。

精道下孔亦归玉茎，精道在妇女名子宫。

西医膀胱图

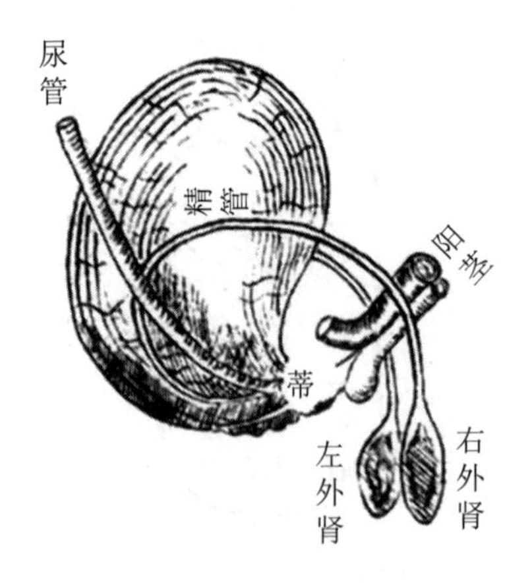

勋臣珑管图

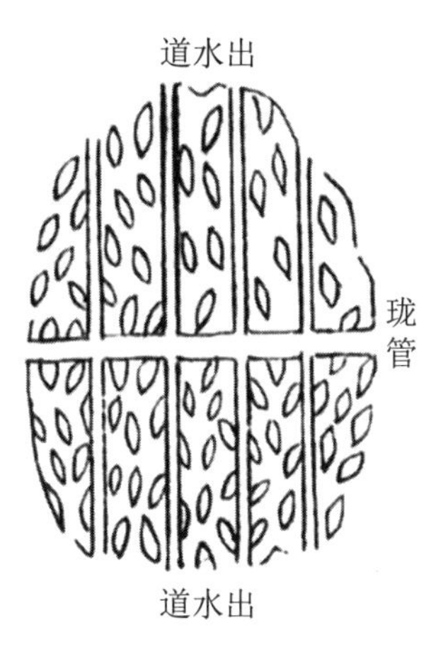

出水道中有四血管，其余皆是水管。

中是珑管，水由珑管分流两边出水道，由出水道渗出，流入膀胱为尿。

西医脾脏图

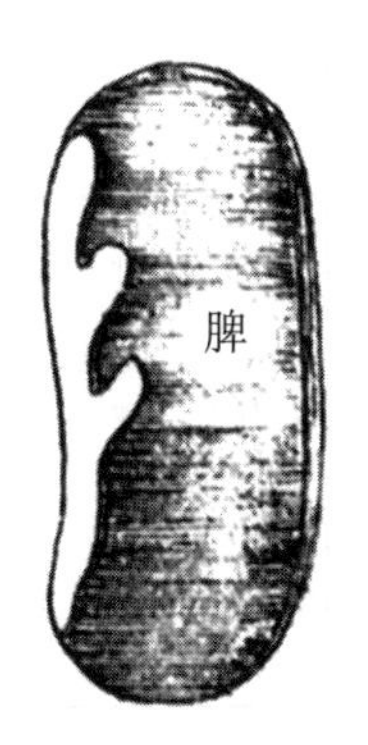

勋臣肝胆图

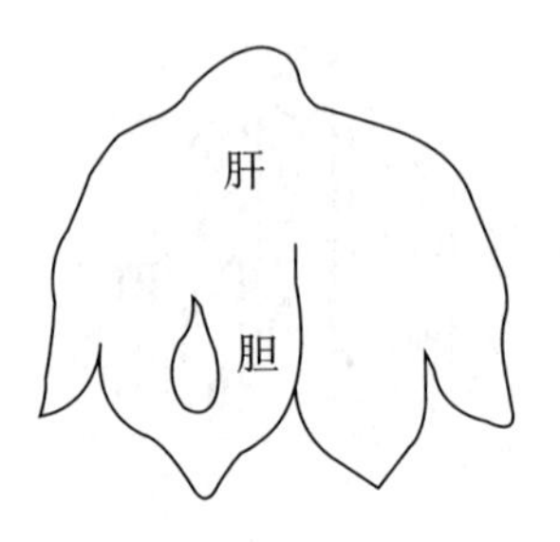

总提长于胃上，肝又长总提之上，大面向上连于脊。

肝四叶，胆附于肝右边第二叶。

肝体坚实，非肠胃膀胱可比，总不能藏血。

勋臣气府图

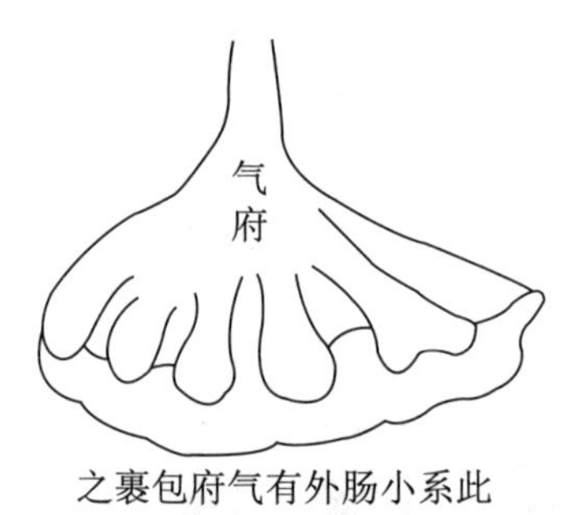

之裹包府气有外肠小系此

气府俗名鸡冠，由下棱抱小肠，气府内小肠外，乃存元气之所。

元气化食，人身生命之源全在于此。

西医正面脏腑部位图

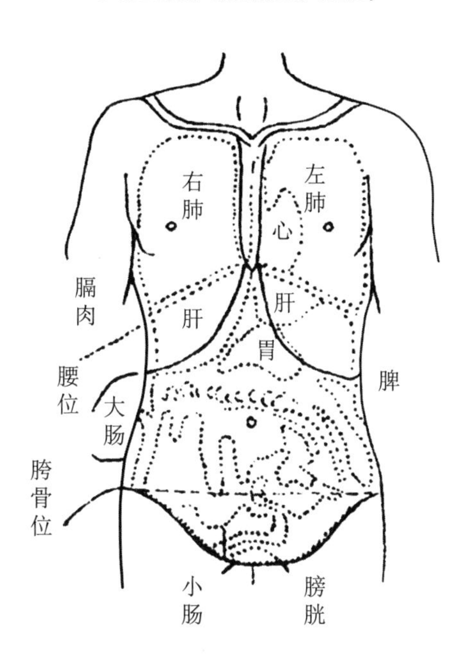

西医背面脏腑部位图

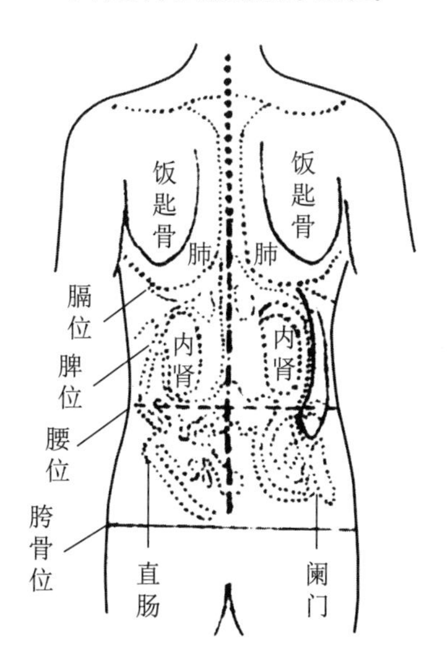

西医胸肋骨图

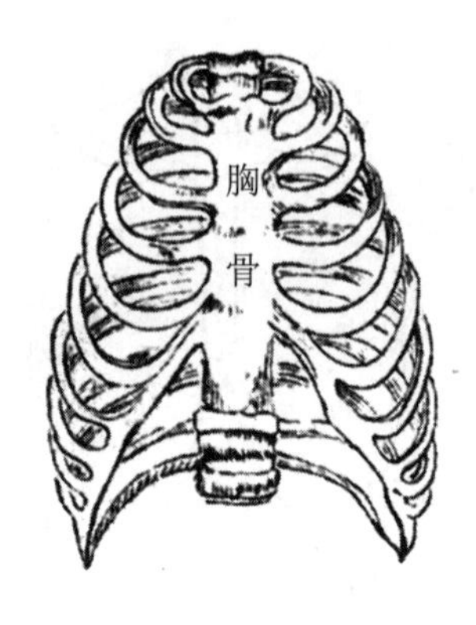

西医膈下脏腑图

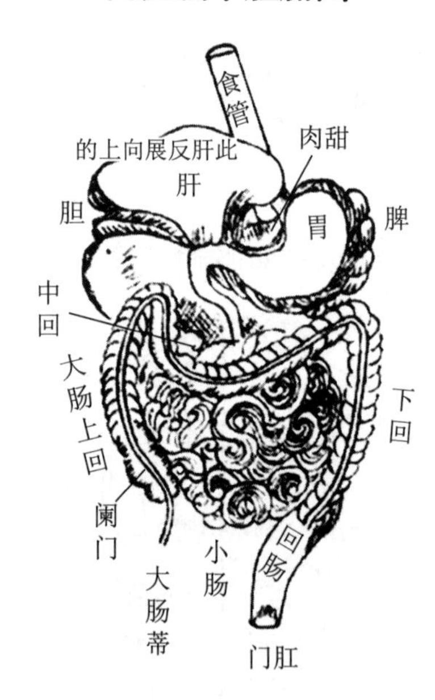

西医脾胃肝肠脉管图

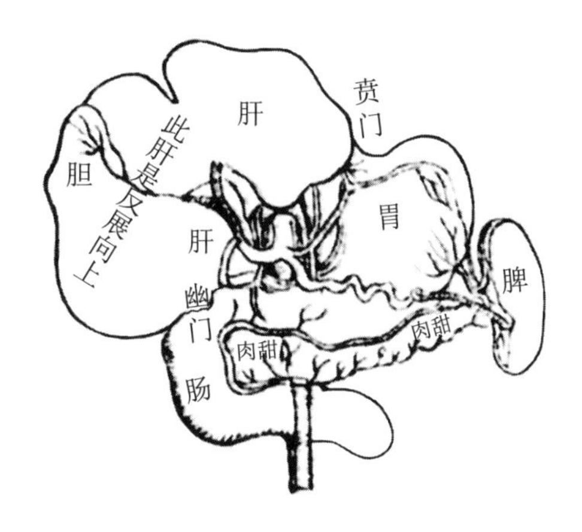

西医子宫图

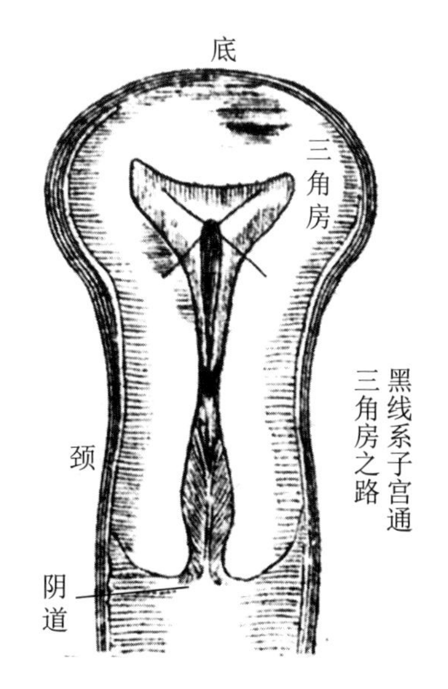

西医子宫部位图

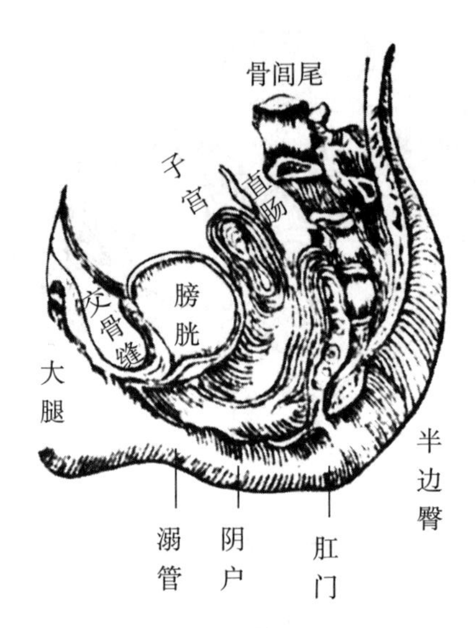

西医尻骨盘图

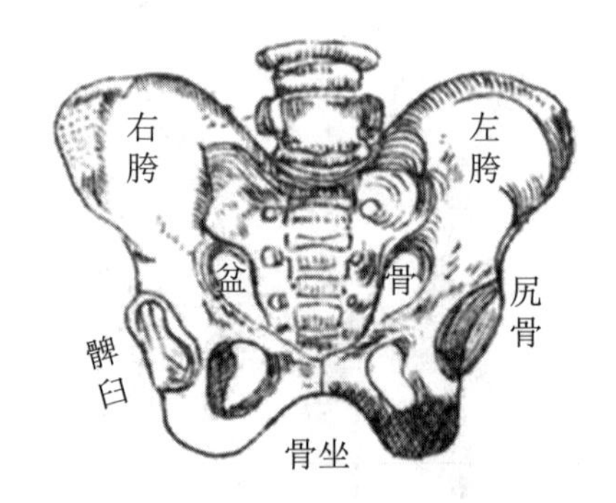

西医子宫内外全图

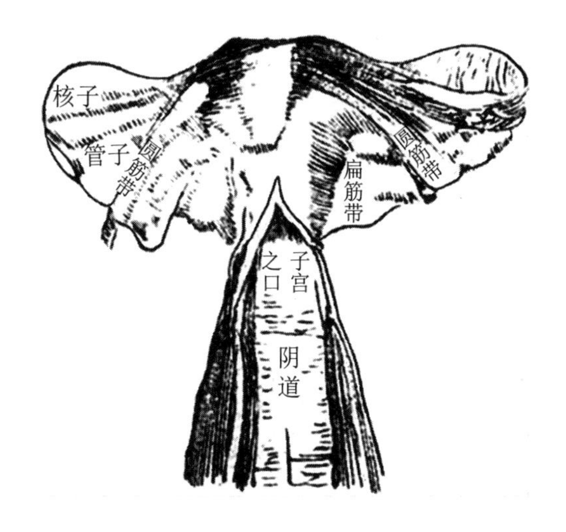

西医破边阳物图

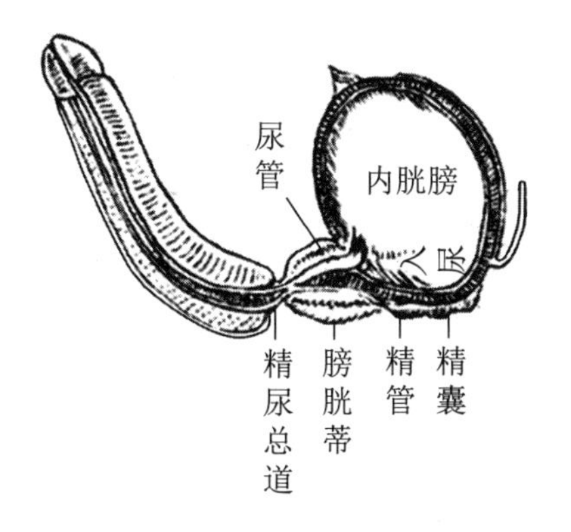

西医男子全体脉管图

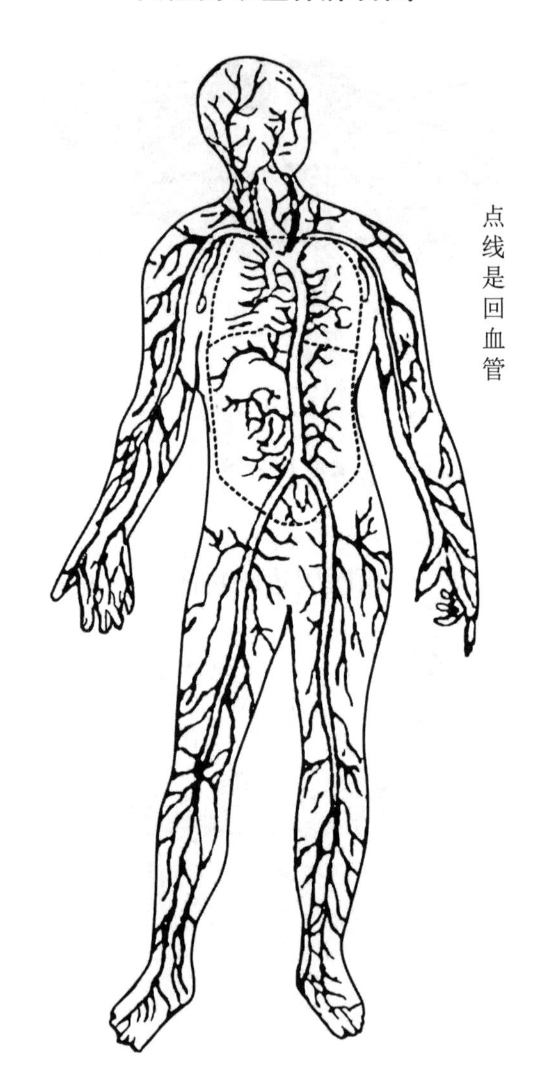

西医女子血脉总管图

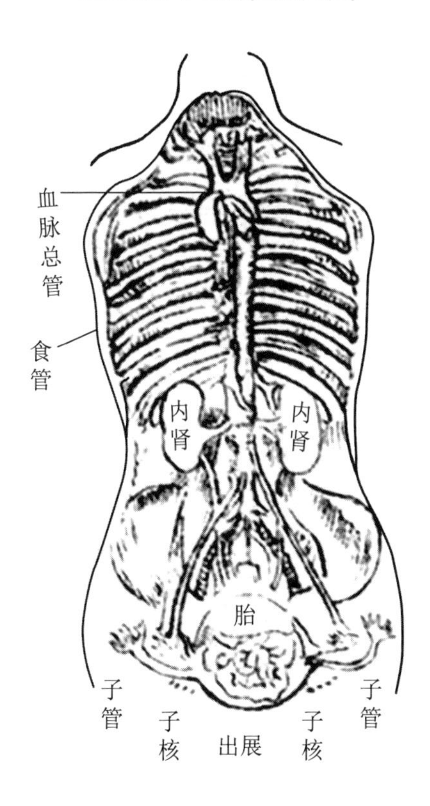
血脉总管
食管
内肾
内肾
胎
子管
子核
出展
子核
子管

西医周身血脉管图

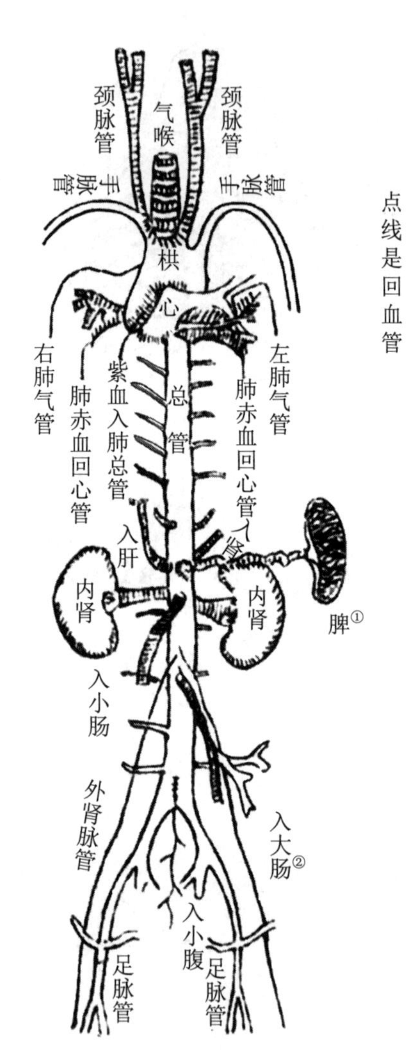

人身脉管根生于心，如树之有枝有干，不论百体内外，一气流通与回血管并行，众血由是以相出入。

---

① 脾：原作“肝”，据正字本改。
② 肠：原作“阳”，据正字本改。

勋臣血脉管图

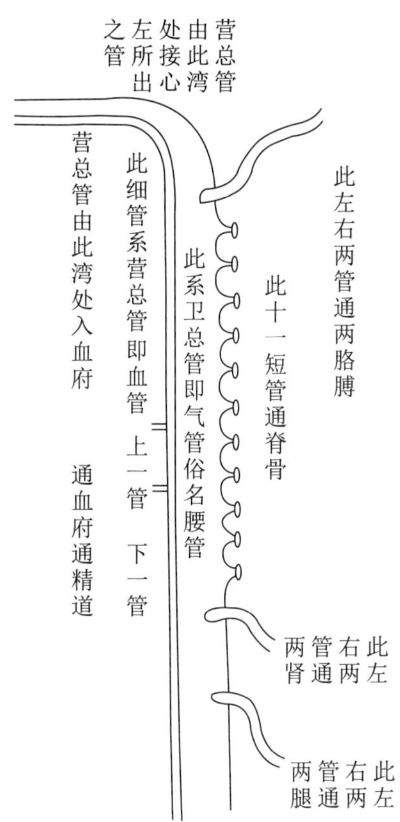

古人言经络是血管，由每脏腑向外长两根，唯膀胱长四根。余亲见百余脏腑，并无向外长血管之形，故书图于后以记之。

〔附录〕中西医士脏腑图说

直隶医士王勋臣曰，古人谓肺凡八叶，余亲见人身之肺只有两叶，大面向背，上有四尖，向胸下，有小片，亦向胸。肺管下分为两杈，入肺两叶，每杈分九中杈，每中杈分九小杈，每小杈长数小枝，枝之尽头处并①无孔窍，肺外皮亦无孔窍，其内所存皆轻浮白沫。肺下实无透窍，亦无行气之二十四孔。先贤论吸气则肺满，呼气则肺虚，此等错误，不必细辩。凡人气向里吸，则肚腹满大；气向外呼，则肚腹虚小，非肺虚小也。出气入气、吐痰吐饮、唾津流涎，与肺毫无干涉。肺管之后，胃管之前，左右两边凹处，有气管两根。其粗如箸，上口在会厌之下，左曰左气门，右曰右气门。痰饮津涎，由此气管而出。古人以咳嗽、喘急、哮吼等症，为肺病者误也此说不及西医。西医合信氏所论肺脏，与中国《内经》吻合。其论肺经曰，肺为呼吸之经，位居诸脏之上，体窝向内，中有心管隔之血脉总管、回血总管。前边利薄，逼近胸膛；后面丰圆，粘附背骨。顶尖②而圆，略出首肋③之上；底窝而润，贴乘膈膜之皮。右肺大于左，因心尖向左，微占其位；左肺长于右，缘肝经处右，稍高于脾故也左肝右肺之说，今古无辩。岂知肝之体，实不在左而在右；肺之体，实不在右而在左。经曰，左肝右肺者，以肝之用在左，肺之用在右也。得西医此说，当亦爽然自失。呼吸之时，胸肋舒张，膈膜鼓动，诸脏相随以应之，膜沫濡润以助之。剖割肺体，见有痰沫在内，拭去痰沫，便见管窍俗曰：肺眼。凡人气喉自吸门以

① 并：原作“症”，据正字本改。
② 尖：原作“未”，据正字本改。
③ 肋：原作“成”，据正字本改。

下，脆骨共十五节至二十节不等。前圆如玦。每节有韧膜相连，后平而韧，因与食喉逼近，长四寸许，分歧为二，名曰气管勋臣称为气门。左管约二寸许，斜入左肺里窝之上；右管略润而短，约长一寸许，横入右肺之里。由是大管分小管，渐分渐多，愈入愈微，密行两肺之内与勋臣所说两杈分枝同，但勋臣只知是枝，不知是管，逊西医一筹，形如气喉，节节有环。以显微镜窥之，见每管之末，皆有一圆薄气胞。大小气管，另有两枝，相附而行。肺体破割后，痰沫甚多，管窍亦甚多，即《难经》所谓二十四空也西医亦宗《难经》。但《难经》以为分布诸脏之气，不知其为气血两管，固与诸脏无涉肺为华盖，统摄诸脏。既云肺主呼吸，呼吸之时，胸肋舒张，膈膜鼓动，诸脏相随以应之，何以又云与诸脏无涉？岂不自相矛盾乎。西医言肺上有痰沫，勋臣亦言肺上有轻浮白沫，痰饮津涎，出于气管，实是来于肺窍。拭去痰沫，即见管窍。肺岂无孔者乎？勋臣以咳嗽、喘急、哮吼等症，谓非肺病，并谓肺无孔窍者误也。

勋臣又云，左气门，右气门，两管由肺管两旁下行至肺管前面半截处，归并一管，如树两杈归一本，形粗如箸，下行入心与西医所说心管隔之同，由心左转出，粗如笔管，从心左后行，由肺管左边过肺，入脊前下行，至尾骨，名曰卫总管卫气起于下焦，此可为据，俗名腰管。自腰管以上向腹长两管，粗如箸，上一管通气府，俗名鸡冠油，如倒提鸡冠花之状。气府乃抱小肠之物，小肠在气府是横长。小肠外气府内，乃存元气之所。元气即火，火即元气，此火乃生命之源。食由胃入小肠，全靠元气蒸化，元气足则食易化，元气虚则食难化。此乃向腹之上一管也此说颇为近理。蒸化饮食元气之火，实是命门之火。命门确在此处，但命门有位无形，寄于膀胱之前，直肠之后，肾脏之中。以鸡冠油内为存元气之所则可，谓为气府则不可。盖人身气府，在膈膜上腔子里，血府之前，宗气所起之处是也。下一管大约是通男子之精道，女子之子宫。独此管未能查验的确，阙疑以待男子八岁生肾，女子七岁生肾，婴孩肾脏未生，从何查验。卫总管对背心两边，有两管，粗如箸，向两肩长，对贲门之右，幽门之左，正盖津门，总提下，前连气府，接小肠，后接大肠，在胃上，后连肝，肝连脊，此是膈膜以下，总提连贯胃、肝、大小肠之质体也。饮食入胃，食留于胃，精汁水液，自津门流出。津门之左，有一疙瘩，形如枣大，名曰遮食，乃挡食于水之物，待精汁水液流尽，食方腐熟，渐入小肠，化而为粪西医所绘胃图，与勋臣所绘胃图无异。特未绘出津门、遮食、总提，亦未论及出精液水汁道路。此等精义，实为西医所不及。余九脏小肠藏粪之说得此有据。精汁水液，先由津门，流入津管，津管寸许，外分三杈。精汁清者，入髓府化髓，由脊骨上行入脑。盛脑髓者，名曰髓海。海上之骨，名曰天灵盖，以灵机生于脑髓，故名之也。精汁浊者，由上杈入血府，随血化血。其水液由下杈，从肝之中间过入脾，脾中间有一管，体相玲珑，名曰珑管。水液由珑管分流两边，入出水道。出水道形如鱼网，俗名网油。水液由出水道渗出，沁入膀胱，化而为溺。津门之孔如箸大，可以出水，而不出食。以胃体坚厚，四围靠挤，其孔缩小，所以水能出，而食不能出也。气府存气，血府存血。卫总管由气府行周身之气，营总管由血府行周身之血。卫总管体厚形粗，长在脊骨之前，与脊骨相连，散布头面四肢。近筋骨长者，即周身气管也。营总管，体薄形细，长在卫总管之前，与卫总管相连，散布头面四肢，近皮肉长者，即周身血管也。气管近筋骨生，血管近皮肉长。气管行气，气行则动。血管盛血，静而不动。凡头面

四肢，按之跳动者，皆气管之所为也卫总管由气府行周身之气，营总管由血府行周身之血。营总管长在卫总管之前，与卫总管相连，散布气血于头面四肢。卫总管既与营总管相连，气府何独不与血府相连乎？血府既在膈膜上腔子里，气府何独不在膈膜上腔子里乎？气之与血，犹天之与地，阴之与阳，夫之与妇也。血府在腔子后，气府在腔子前。两乳中间出宗气者，即气府也。勋臣论胃之津门、脾之珑管，诚为西医所不及。唯以气府列于鸡冠油内，是其见解未精处。舌根之后，名曰喉。喉者，候也。候气之出入，即肺管之上口是也。喉之后，名曰咽。咽者，嚥①也。嚥饮食入胃，即胃管之上口是也。舌后之白片，名曰会厌，乃遮盖左右气门、喉门之物。饮食入口，会厌即将左右气门、喉门遮盖。饮食由咽而入，设有一滴一粒误入喉中，不能容纳，必由鼻孔中呛出。肺通于鼻，上有孔而下无孔也。各图俱在，盍细玩之。泰西医士合信氏，详绘人身脏腑、血脉筋骨，二百余图，著《全体新论》。其略曰，世上万类，以人身为最奇，内外皆有皮肤。遍布外体为外皮，外皮从口鼻入腹，与内皮相连。分布脏腑为内皮，内皮由肛门下出，与外皮相合。外皮之里，俱有肥网脂膜，状如小孔联结，仿类网眼，所以使浑身连贯圆满。久病则肥网消减，筋骨现露，仅存皮肉而已。周身之骨，无论大小、厚薄、方圆、长短，均有骨衣包裹。衣若破烂，骨即枯槁。其最要者，莫如脊骨，脊骨以二十四节凑贯为柱，每节左右有横骨枝，每枝节累合之处，左右皆有一弯。两两相合，即成一孔。近肋则微弯于后，使胸腹广阔。至颈膊及腰下之处，则微曲于前，使骨节不得脱离。背骨二十四，内分颈骨七节，背骨十二节，腰骨五

---

① 嚥：吞食。

节。颈骨两旁横枝之中，各有小孔，如鹅翎管，达后脑血管于头，以养脑。背骨节近孔之两旁，有小凹处，如仰指甲形以藏放肋骨之端。其左右旁枝之末，亦有此仰甲形，以安置肋骨之弯膊。腰骨五节，较颈背各骨厚大，因上身甚重，咸赖腰柱之力也。肋骨左右共二十四根，自第八节至十九节即背骨十二节，乃为肋骨附丽之处。各肋骨合成之围，上窄下宽，至第七肋而宽止。自第一肋至第七肋，皆粘连胸骨至离胸骨一二寸之间。各肋之端，皆成软硬脆骨，如象皮之可以伸缩。人呼吸时，胸臆能开放者，职是故也。第八肋以下，共五枝，不能直透，贴合胸骨，只得谓为副肋，俗曰软肋是也《内经》称为季肋。八九两肋与第七肋脆骨连接，以达胸骨。余三肋则前端并无所附丽，至此则又递窄。然各肋之间，俱有动肌填满，使之互相连属也。胸骨宽约寸余，长约四寸即龟子骨，与肋端粘连。至连合肋骨尽处之下，复有垂下之脆骨一片，如舌之形即心坎骨。第一肋骨之上，胸骨之头，左右各有横骨一条，名锁子骨。其厚端附胸骨；其薄端连饭匙骨扁枝，所以锁压肩膊，使之开豁，并以助两手之运动。其骨与第一肋之间，俗名颈窝之处。乃为传各血管及脑气筋，以达于手者也。肩膊后下附于肋骨之外，有肩胛骨者，即俗所谓饭匙骨也。此骨不与别骨相连，只有动肌包裹连结，其形三角，上面向前一角，有浅凹处，乃藏臂骨上端，以便转动。凹处之上，有扁骨一枝伸出，以盖护肩骨，不使脱陷。凹处之旁，向内又有一小圆枝伸出，亦所以保护臂骨，并以系胸前动肌，亦以牵动肩膊也。尾骶骨一个，上乘腰骨末节，两侧平阔而涩，接合左右胯骨，腰节之下，横阔三寸，中间横阔二寸，上下长约三寸，兜弯于前，连接尾闾小骨，其兜弯之内，即直肠依附之处也。尾闾骨又名脊尾，有三四枚，兜弯于前，其骨在肛门后缝之内。左右胯骨两个，人身众骨，唯此骨最宽大，左右两片，兜弯向内，上宽下窄，以贮脏腑。左右出一横骨，在前阴之上分界，俗名交骨，其下分歧，弯作一栱，至髀臼之侧，作一骨圈，圈中宽一寸，栱脚圈下之处，骨略粗涩。凡坐之时，此骨乘于椅上，故名坐骨。坐骨之上，横骨之外，胯骨之下，三骨交会处，有一深窝，宽一寸五分，中深一寸，名曰髀臼，所以纳髀骨之杵者也。自胯骨、横骨及尾骶骨相合处，状若一盘，总名曰尻骨盘。尻骨盘内，前藏膀胱，后藏直肠。若妇人，则有子宫在骨盘正中，故女子骨盘上下宽大西医所绘膀胱图下有精囊一个，可知男子骨盘正中精囊与妇人子宫无异。此即男女之肾脏者也。斜度盘口，约宽三寸七分，盘底自尾闾骨至前栱交骨界下约宽三寸四分。坐骨自左至右，宽约三寸。尾骶骨至尾闾骨，深四寸，盘之两旁，深二寸三分，盘之前，深一寸二分，盘口与盘底宽窄不同。妇人分娩时，婴儿至此，头必略转，务与盘内宽处相合。凡人头骨，皆八片凑合而成。婴儿头骨柔脆，能舒能卷，所以临产门而自然进出也。

昌按合信氏，于女子之脏腑，言子宫而不言肾脏。于男子之脏腑，言精囊而不言肾脏。且其言子宫甚详，言精囊甚略。考其所言肾脏，仍本叔和、《难经》，以两睾丸为外肾，以两腰子为内肾，不过稍变其义，以两腰内肾为同溺之经，与外肾精经迥不相及。分外肾为一经，分内肾为一经，分精经又为一经。究竟男女之肾脏在于何处？确是何物？西医剖割男女，于精囊、子宫已得肾脏真形，惜知其所当然，而不能言其所以然。余不得不为之辩。《内经》明言肾之一脏，男子以藏精，女子以系胞胎。系胞胎之子宫，有物有形，是子宫，即女子之肾脏也。藏精之精囊，长在膀胱之底，直肠之上，与女子子宫同位，有物有形，是精囊，即男子之肾脏也。方今天下一家，中外和好，中国之书，达于外国，外国之书通于中国。其书同，其理谅无不同。但西医之学，不本中国《内经》，且其地脉、寒暖与中国悬殊，形体虽同，性情各别，药有宜于西国，而不宜于我国者，此医学之所以不同也。

合信氏又云，肾位在背骨十二节，至腰骨第三节。在大小肠夹膜之后，左右相对。右肾略大，上有肝肠盖之；左肾略长，上有脾胃及大肠盖之。周围有肥网包裹，形与猪腰相仿佛，长约三寸，阔约半寸，厚七八分。人高肾大，人矮肾小。肾质颇实，乃溺管、脉管、回管及筋膜互相叠裹而成，以显微镜验之，了了可辨。所谓肾系，即溺水、血脉、回血三总管也肾质、肾系只与溺水、血脉、回血三总管相连，与精道及精囊无涉，绝不是藏精之肾。溺管直透肾内，成一溺囊，样如酒漏。囊旁有尖角十二，颇类奶头。每角有小管数十，直展如折扇之形，每一小管，直长三分，即回曲分行肾边，其上有微丝血管驾之，其末略阔，与脉管衔接。凡茶水入血、运行遍体，乃由血管导入内肾，运行肾里，由管末渗漉以入，渗有未尽，复由微丝管摄入众溺管，汇流而达溺囊，即出溺水总管。溺水总管，长一尺许，大如鹅翎管，瀸滴而下，斜入膀胱，膀胱之于内肾，犹胆之于肝也。

合信氏辨论溺水由来，不及王勋臣精确。据云，茶水入血，运行遍体，乃由血管导入两腰之溺管，下达溺囊，此说不足为信。盖茶水之入，入于胃也。由胃之津门漉出，流至脾之珑管，分流各出水道。由各出水道，渗入膀胱，始由溺管而出。膀胱之气不约，则溺水多；膀胱之气不化，则溺水少。人身茶水，实无入血，运行遍体，由血管导入两腰内肾、溺管，下达溺囊之理。又云，膀胱之于内肾，犹胆之于肝，胆既附肝而生，肾何以不附膀胱而长？可见膀胱下之精囊，即男子藏精之肾脏；膀胱下之子宫，即女子系胞胎之肾脏。天下之医，当以《内经》为准则，西医不遵《内经》，此医之所以异于中国也。

合信氏又云，膀胱之位在两胯骨盘正中，即前阴交骨之里。其肉三层，内层牙黄色，软有绉纹，中层肉理交结，外层即大小肠夹膜。体圆如盘，舒缩自如。无溺则缩，溺至则舒，积溺太多，即胀在脐上。内底有两孔，斜接溺管。其上口与前阴相连，溺水出焉。外肾者，俗名卵子，为生精之府，延嗣之经。位悬两胯当中，双垂肾囊之内。肾囊者，内外两皮，中有间隔，别两卵子为两房。每房之内，有双胎夹膜。一边与囊内皮相连，一边为卵子胞衣。两膜之中，常有水濡润。水若过多，囊即肿亮。卵子之形如蛋而扁，长约寸许，阔八分。胞衣之内，另有单膜一层，由外入内，所以间隔精管。剖而察之，见一卵之内，间分十余层，仿似葵扇之纹，每层有精管数十，状若行蛇。每管之上，有微丝血管驾之。精管渐行渐大，合为直管二十余。行出卵外，又合为十余管。复蜿蜒叠积，有膜裹之，是为卵蒂。由是总和一管，与血脉管、回血管并行而上，行至交骨栱上，即与血管分路，独行而入尻骨盘中。附入膀胱之外，循行至膀胱之底，即另成一精囊精囊由外肾递入而结于膀胱之下。外肾是卵子，内肾即是精囊。肾与膀胱，如肝之与胆，膀胱连精囊亦犹肝之连胆也。精囊即男子肾脏。此情此理真切不易。精囊长一寸五分，大如小指。由囊口入膀胱蒂内，复行七分许，左右两管，并行溺管底，与溺同路，是为精管总道。循阳茎之底而出精管总道，自膀胱上口至龟头，长七寸许。阳茎之物，内质松软，分连交骨，左右有血脉管、回血管、脑气筋循行其上。血至而火炽则舒，血返而情遏则缩。其管与膀胱之蒂相连。膀胱蒂者，其质颇实，似栗而扁，两精管透而过之。精中白水，是其所生也。精者，血脉所生液之精奇者也。男子未成丁之前，血不生精。丁年以后，赤血运行至外肾，即由微丝管摄入众精管，由精管渐运而出，至卵蒂，汇入总管。循行至膀胱之底，藏聚于精囊之内，俟交媾时到，乃由精囊泄出。精囊藏精，西医言之祥矣。藏精者，为肾脏藏精之精囊，谓之为肾，夫复何疑！

或问曰，精生于脑，男子构精，必由尾闾透入泥丸，方能舒泄。子据西医合信氏所绘膀胱底之精囊图，遂谓精出于精囊。而以精囊为肾脏，其说异于诸书。余应之曰，否，不然也！阳茎之物，乃血脉管、回血管、脑气筋凑合而成。古人谓阳茎为宗筋，俗名总筋者，本诸此也。男女构精时，扰动阳茎。周身之血脉管、回血管均各被其扰动。精为血化，生之于脑，实未藏之于脑，其由尾闾而透泥丸者。脑气被扰，髓海震动，所以构精之精必自髓海而来，运至精囊，与精囊所藏之精，由精管合并而出。若遗精、滑精及精满自遗之精，则自精囊而出。唯久遗不止，精囊空乏，则又必取资于髓海之脑也。如谓阳精之出，概由髓海。遗精、滑精者，何以无上透泥丸情景？如谓精囊之精，不由髓海，脑气筋、回血管何以又贯合阳茎之内？盖生精者，脑也；化精者，血也；藏精者，精囊也；泄精者，焚身之欲火也。鄙意人秉天地之气而生，合三才以成一体，身中妙应。三才者，在天则有脑髓，在地则有睾丸，在人则有腰子。髓海本是两个，因天包乎地，天地未分，阴阳混合，故应天之脑髓，两个合成一个。地统乎天，天地既分，阴阳立判，故应地之睾丸，一个中为两个。腰子部位，在背骨十二节至腰骨第三节。背骨十二节以上属天，腰骨五节以下属地，腰子恰居天地之中以应人。故应人之腰子，兼三才而两之也。腰子劈分两个，其理如此。上通脑髓，是其参天之功；下达睾丸，是其赞地之能。脊骨二十四，应二十四气。腰骨厚大，上以承天，下以维地。右边有肝胆小肠回盖，左边有脾胃大肠回盖，周围有肥网包裹，贯穿十二经络，有通天彻地之才，有擎天立地之量。腰之为用宏矣。若仅指为司溺之肾经，殊失两腰之功用也。西医论形而不论理，终逊中国一筹。

西医合信氏论子宫精珠曰，子宫居尻骨盘内，膀胱之后，直肠之前，有底、有头、有口，上大下小，底在上，口在下，底阔一寸三分，长二寸，厚七分。与口相衔接者，曰阴道。阴道之口，曰户，亦曰门。阴道长约三寸半，阔八分，其体曲而不直。子宫空出，曰房，房有三角。一在底左，一在底右，一在口，故名之曰三角房。房底左右各有一小孔，甚细，仅容猪毛。房底外，左右各有一管，名曰子管，长二寸五分，一端与底角之孔相通，一端略阔，披展如丝，垂于子核之旁。子核在子宫左右，有蒂与子宫相连。向外一端，有筋带与子宫相系，通于子管之尾。核内有泡，大或如绿豆，小或如鱼虾之子。内贮清液，是为阴精，故名之曰精珠女子之阴精，藏于子宫，男子之阳精，藏于精囊。子宫长二寸，阔一寸三分。精囊长一寸五分，大如指。阴精藏于子宫，是子宫即女子之肾脏。阳精藏于精囊，是精囊即男子之肾脏。均在尻骨盘内，即丹字图之下骨中央也。有多至二十颗者，有少仅十颗者。大约常人十五颗至十八颗为率。男女交媾时，男精自阴道略入三角房，有时由三角房透入子管，子管之尾，即把罩子核，精珠感动，迸裂入子管内，与男精交会而成胚。渐行入三角房其时子宫比平日略大，所以能容胚入子宫，是为受胎。有时精珠裂二颗，则为双胎，推之三胎以上皆然双胎、三胎之理，自古及今，无人见得到，亦无人说得出。合信氏此说，有功医学不浅。又王勋臣辨论胎形曰，结胎一月之内，并无胞衣，一月后，两月内，始生胞衣，胞衣既成，儿体已定。胞衣分两叚①，一叚厚，是双层，其内盛血；一叚薄，是单层，其内存胎。厚薄之间，夹缝中长一管，名曰脐带，下连儿脐，上通孕妇血管。母血入胞衣盛血处，转入脐带，长养脏腑肢体。周身齐长，并非先长某脏，后长某腑也。一月小产者，并无胞衣；两月小产者，有胞衣，形如秤锤，上小下大，不过三指长短；三月小产者，耳目口鼻具②备，唯手足有拳，不分指；四月小产者，周身内外皆备。至月足临生时，儿蹬破胞衣，头转向下而生。婴儿生下，移时，子宫渐缩，胞衣划然而脱，孕妇血管与之相连者，皆截然分张，于斯时也，脉管断口紧闭，血脉即壅而不流。间有子宫松展，血溢如注，晕然而绝者。此产后之所以必须安睡，而不可妄动者也。勋臣论子宫，言其理而未见其形；合信氏论子宫，详其形而并晰其理。两相取证，形理皆得。勋臣与合信氏，实轩岐之功臣也。特为表而出之。

按合信氏所论脏腑，最重者脑气筋、心血管、妇人子宫。于膈膜上之气府、血府，膈膜之下津管、珑管、总提、出水道，未能悟及。王勋臣论之甚详，而于脑气筋、心血管、妇人子宫，则又不能言状。彼此各有精义。善读③者，当弃其所短，取其所长。盖脑为元神之所居，灵机之所出。凡人饮食入胃，化生津液，长养精神。津液之精者，化而为髓，由脊骨上行入脑④，

---

① 叚：通“瑕”，空隙。
② 具：通“俱”，都，全。《诗经·郑风·大叔于田》：“火烈具举。”
③ 读：原作“出”，据正字本改。
④ 脑：原作“肝”，据正字本改。

耳目口鼻手足，均待脑气而行，脑气筋贯彻周身。勋臣未能考验，心血管运行周身之血。合信氏详之，王勋臣略之，各抒其所见也。男子八岁生肾，女子七岁生肾。勋臣所见，乃是婴孩脏腑，其时肾脏未生，从何批验精囊子宫？所以于精道一处，阙疑以待。其以营总管、卫总管、左气门、右气门，包括血管、脉管、回血管，立论微约，不及西医之详。然泛而求之，游移鲜据，又不若约而计之，可得指归也。血府、气府，同在膈膜之上，腔子之中。血府在膈后凹处，气府在膈前空处。《内经》曰，宗气起于上焦，上焦在胸中空处，胸中空处，即是气府。有何疑议？勋臣以包护小肠之鸡冠油内，指为气府者，误也。胃上有津门、遮食、总提，脾上有珑管、出水道，此中精妙之理，千古无人道及。西医以脾为甜肉，另绘一脾形于胃外，且于珑管出水道，仅以肥网二字括之，不及勋臣远矣。愚非故为褒贬也。《内经》曰，三焦者，决渎之官，水道出焉。又曰，上焦如雾，中焦如沤，下焦如渎。上焦在胸中空处，即气府也，气积如雾，故曰上焦如雾也。中焦在胃之津门，饮食入胃，其清者，化而为气，运入上焦；其浊者，化为津汁水液，自津门浮出；其糟粕渣滓，积留于胃，化而为粪，运入小肠，由小肠直趋大肠。津门有遮食，所以挡食于水。其津汁水液，由津门小孔冒出，如水中所浮沤泡，此中焦如沤之确据也。下焦在脾，即在脾之珑管出水道。胃中水液，自津门浮出，归于珑管，由珑管分流两边出水道，由出水道渗入膀胱，始自溺管而出。渎者，沟渎所以分流积水。脾之珑管出水道，恰如沟渎，此下焦如渎之确据也。三焦所司，功在通调水道，以三焦为决渎之官者，本诸此也。王勋臣著论津门、珑管、出水道，独得其详，且与《内经》吻合，诚医林之翘楚也！惜只抒其己见，未能取证《内经》，致使后人訾议。若西医者，学其所学，并不本中国《内经》，故其立言树义，有与《内经》合者，有与《内经》不合者。风土悬殊，嗜好各别。总之，五脏、六腑、耳目、手足、口鼻，西人未尝加少，华人亦未尝加多，第不知西人之谈医，其一本天人合一之理否也？男子之肾脏，确是藏精之精囊。女子之肾脏，确是系胞胎之子宫。头上之脑髓，化精所积。精囊之阳精，子宫之阴精，亦化精所积。精何以化？血化之也。腰子上承脑髓，下接睾丸，直贯精囊子宫，此腰之所以为肾腑，后人误称为内肾者也。人身脑髓应天，睾丸应地，腰子应人，三才联为一贯，尤赖肾脏之水、命门之火，温养而灌溉之。火蕴于水中，水本于火化。水火交济则安，水火不交则病，水火损缺则危，水火散灭则死。水火虽是两物，实是一物，火在上而水在下，上下原来一本也。试观下部受伤之人，伤痕皆印于头顶，何以知其然也？查《洗冤录·检骨论》注载男子捏伤肾子者，伤印于顶骨上。妇人下部有伤者，伤印于囟门骨。又载，踢伤肾囊阴门者，牙根里骨及上腭有红紫色，头顶骨正中亦有红赤色，小腹受伤者同验。又载，腰肋虚软，致伤腐烂，无伤可验，从肋骨至耳根、头脑各骨，俱有红赤色。肾囊、阴门、腰肋皆在下部，何以受伤之后，红赤色印于头顶骨？可见脑髓、腰子、睾丸三者同为一本也。此虽不关医术，实有可以取证脏腑，而释人身兼三才而两之之义。昌参悟《河》、《洛》、易象，考证《灵枢》《素问》，以男女肾脏，均在下骨中央，绘为丹字图，述陈《脏腑图说》，就正四方。初不知直隶之有王勋臣，泰西之有合信氏也。十余年来，遍询医流，卒无人增置一喙。欣逢天下太平，中外和好。泰西医士，得以远涉重洋，观光我国，因读合信氏《全体新论》《妇婴新说》、王勋臣《医林改错》，并阅所绘脏腑诸图，见先我而言者，早有异人，不禁狂喜。谁谓华洋远隔，唱和无人也哉？爰摘录二家图说，与余所绘各图，并而说之。如有高明之士，指驳疵谬，俾医道得以昌明，亦鄙人之所愿为执鞭者也。

卷下

凡　例

仲景伤寒为万世医方之祖，兹辑《症治要言》，仍仿伤寒例。首序太阳，次序阳明、少阳、太阴、少阴、厥阴，以足太阳膀胱居前，手太阳小肠居后，各经俱照此例。方中仍首列桂枝汤，所以尊仲景，示不忘本也。

仲景方下所注太阳病，即是头痛、发热、头项强痛、鼻鸣、干呕、身痛、腰痛、骨节疼痛。所注阳明病，即是胸腹胀满、谵语、潮热、舌燥、口干、大便硬秘。所注少阳病，即是口苦、咽干、目眩、往来寒热、胸胁苦满、默默不欲饮食、心烦、喜呕、头角疼痛。所注太阴病，即是腹满而吐、食不下、自利、时腹自痛。所注少阴病，即是上吐下利、手足逆冷、但欲寐。所注厥阴病，即是呕逆吐泻、手足厥冷、消渴、气上撞心、心中疼热、饥不欲食、食则吐蛔。病情不必俱见，只要现其经病象一二样，即是某经之病。无论外感、内伤，总不能越此病情，业医者当先熟此。

近时医者动谓仲景经方难于取法，不如时下医书、近效诸方易于记诵，便于取用。岂知时下所用近效之五苓散、肾气丸、大小柴胡、大小青龙等方，无一不出自仲景。彼所谓时方者，皆经方也。兹辑将取用仲景之方，逐一依经标出，使业医者恍然而悟，自己日在仲景范围之中，迷而不觉，从此精进，或可一挽颓风。有心活人者，当不以予言为谬。

时下医书载列各方，每多将前人名目删抹，彼此抄袭，竟不知出于何人，见于何书。更有盲窃古人之方，更一名，易一药，而即以为己方者，尤可鄙笑。兹辑所录古今医方，出自某人某书，仍存其名，使用方者知其有所自来，其所不知者，仍阙疑以俟。

古今医书不下数百余种。论脉络者，或未论及病形；论及病形者，或未论及脉络。其中病象虚实，方药加减，每多散漫无归。兹辑先论脉络，次论病情，后论方药加减，寒热虚实，辨以外显病情，定以内诊脉象，认脉认症，当补当清，均各和盘托出。虽未足以括十二经症治之全，而触类引伸，已用之而不穷矣。

古今医方药味分两，无不斟酌尽善。数百年抄刻相沿，其中分两难免不无差谬。且古方今病，疗治又各不同。方中何药于病为宜，何药于病为忌，何药当重，何药当轻，何药当加，何药当减，总要与病情脉象相宜。谚云，医不执方，合宜而用。并非谓某病定用某方全药，某方药味定要依照本方分两，其所以照录古方药味分两，不肯增损一字者，一以表古人慎重方药之心，一以杜后世师心自用之弊。

兹辑《症治要言》中，分晰病情处用连三点，分别脉象处用瓜子圈，分别药方处用连三圈，俾阅者易于查考。

十二经中脏腑、脉络互相连贯，其病症千变万化，其治法亦千变万化，原不可以言语形容，唯精于医术者临症审查，不使有一毫差谬，自然病无遁情，人无夭枉。盖病机之发，无一不本于脏腑。有一脏专客其病者，有两脏兼受其病者，有数脏并受其病者；有脏病传之于腑者，有腑病传之于脏者，有脏腑一时同病者；有内伤者，有外感者；有虚弱者，有因病而致虚者，有因虚而致病者。必须确审其病，果在何脏，果在何腑；有无兼病，有无并病，有无传变之病；或由内伤，或由外感；或因病致虚，或因虚致病；何脏何腑之病稍轻，何脏何腑之病较重，轻者可以缓治，重者必先急治。尤当察其虚实，辨其寒热，观其所现脉象，在于何脏何腑，应以何方药为主治。然后依其兼病、并病，轻者、重者、缓者、急者，随病加减施治。断不可乱易古方，更不可胶执成说，或加或减，总要与病情相宜，如此斟酌，则尽善尽美矣。谨就图说中所列之脏腑十二经络病机，依次分疏清楚，辨其虚实寒热，较其缓急轻重，附以古今治验方药，加减机宜。俾知医者，溯委穷源，可以生死人而肉白骨；即不知医者，对症用方，亦可以保性命而去沉疴也。脏腑全图内所列十二经络病情，杂症纷繁，间有与本经相合者，连类附及，不能于本经之外，广收博采，以炫阅者眼目。恐论说支离，反使学力浅薄者，开卷茫然，弃取无从下手，不唯有负作者苦心，转以误人疾病。若果能从此十二经络症治中，细心讨究，则了然于心。况此症治中，病情之重轻，感受之寒热，脉象之虚实，方药之加减，无不条分缕析，纤细毕具。不唯可以治一病，即治千病万病亦无难也！

足太阳膀胱经症治

膀胱之脉起于目内眦，上额交巅入脑，下项。循行肩膊，夹脊抵腰，循脊膂，络肾属膀胱。其支者，从肩膊贯胛，复从腰脊下行，由膝后曲处贯脚肚，至足小指外侧至阴穴止。太阳为诸阳之长，风寒之来，必先由太阳而入。太阳伤风之症，头痛、发热。有汗、恶寒、发热者，发于阳也。无汗、恶寒、发热者，发于阴也。若其人头项强痛、鼻鸣、干呕、啬啬恶寒、淅淅恶风、翕翕发热，无论有汗、无汗，脉来浮缓者，伤于风也，桂枝汤主之。若其人头痛、身痛、腰痛、骨节痛、发热、恶风、无汗而喘，脉阴阳俱紧者，伤于寒也，麻黄汤主之。若发汗后而烦渴、脉浮数者，津液为热所耗，非细故也，急服五苓散。若其人发热、恶寒、身疼痛、无汗而烦躁，脉浮紧者，风寒两伤也，大青龙汤主之。若发汗后，其人发烦热、目瞑而流鼻血，及未经发汗，流鼻血而脉浮紧者，仍以麻黄汤主之。若其人无身体疼痛，又无发烦目瞑，只流鼻血者，受寒甚轻，寒随衄愈，不可再服麻黄汤。若其人形似伤寒，头痛发热，渴而不恶寒，脉来不弦紧而弱者，瘟病也，银翘散与九味羌活汤主之。此治太阳外感之法也。膀胱与肾相表里，以小肠为向导。膀胱热甚，则下焦壅塞，小便不通。膀胱寒甚，则气化不行，小便遗溺。膀胱热甚溺塞者，左尺之脉必洪大，导赤散合四苓汤。膀胱寒甚，气化不行，小便遗溺者，桂附地黄丸去泽泻加益智仁主之。

足太阳膀胱经列方

桂枝汤仲景

治太阳中风，阳浮而阴弱，发热、头痛、自汗、恶风、恶寒、鼻鸣、干呕，及阳明病脉迟，汗出多，微恶寒，表未解者。

桂枝　芍药　生姜三两　甘草二两，炙　大枣十二枚热服，须臾啜稀热粥以助药力。温覆，取微似汗，不可令如水淋漓，汗出病瘥。停后服，服一剂尽。病症犹在者，更作服。

太阳病发汗，遂漏不止，恶风、小便难、四肢微急者，加附子；若太阳症未罢，医者误下，表邪乘虚入里，胸不满而肚腹时痛者，本方减甘草一半，加芍药一倍；若大实大痛者，依本方加大黄；若下之后，病微喘者，表仍在也，本方加厚朴、杏仁；若伤寒八九日，风湿相搏，身体痛烦，不能转侧，不呕、不渴，脉浮虚而涩者，加附子去芍药；若汗后身痛，脉来沉迟者，本方加芍药、生姜各一倍，更加人参三两。

人参议

按古方概用人参，方下注云：无人参者，以沙参代之。今时所用沙参功力不及上古，故又有代以高丽参、洋参、潞党参、防党参、明沙参、苏条参、玉竹参者。高丽参价值甚昂，贫者无力购买，近时复多假冒伪作，用者难于辨识。不唯无益于医，而且有损于病，不如迳用时下各参。但性味不同，必须先为辨识，临症方有把握。沙参色白、体轻、味甘、淡而浮，补肺虚而兼实表，清肺热，可以入表散药中，及肺经有虚热者。洋参色白、体坚、味微苦，入肺兼入心肾，肺虚而心肾有热者宜之。潞党参色黄、味甘，心有花纹如菊，体柔和，补肺气而兼补脾胃，肺脾虚弱者宜之。防党参色白、味微甘，心亦有花纹如菊，性体坚硬，入肺脾两经，但滋补之功不及潞党，益气之力胜于沙参。明沙参，即俗称明党参，色微黄，味甘而淡，入脾兼入肺肾，但皮骨多自脱离，可以入补脾药中。若用以入肺，其功不及沙参。苏条参，即防党参刮去外皮而造作者，味淡而不甘，色白而体细，可以入表散药中，实表以驱邪，但不能如沙参之兼清肺热，补中有泻，不燥不寒，药虽微而功效巨也。玉竹参色白、味甘、性柔和，体滋润，补肺生津，功力稍缓，如多用、独用，亦可取效。以上各参，随病斟酌，取用一味以代人参可也。

麻黄汤仲景

治伤寒太阳症，邪气在表，发热、头痛、身痛、腰痛、骨节痛、项背强、恶风寒、无汗而喘、脉浮而紧。亦治太阳、阳明合病。

麻黄三两，去节　桂枝二两　杏仁七十枚，去皮尖　甘草一两，炙

先煮麻黄数沸，去沫，入诸药煎，热服，覆取微汗，中病即止，不必尽剂，无汗再服。发汗①后，汗出而喘，无大热者，去桂枝加石膏。感冒风寒，咳嗽鼻塞者，去桂枝，名三拗汤。

忌汗诸症

咽燥喉干者，不可发汗，津液不足也。

咳而小便利，若失小便者，不可发汗，肺肾虚冷也。

下利虽有表症，不可发汗，恐走津液而损胃也。

淋家不可发汗，发汗必便血，亡耗津液，反增客热也。

衄家、诸失血家，不可发汗，发汗则阴阳俱虚，病转危也。

疮家虽伤寒身痛，不可发汗，汗之则表虚热盛，变成痉也。

汗家不可重发汗，汗之必恍惚心乱，汗为心液故也。

少阴病脉沉细数，病为在里，不可发汗，汗之则大便难而谵语。

伤寒坏病，及女人经水适来，不可发汗，汗之则变症百出。

① 汗：原作“干”，据正字本改。

寸脉弱者，不可发汗，汗之则亡阳。

尺脉弱者，不可发汗，汗之则亡阴。

脐之上下左右，有动气者，不可发汗，汗之则病转危殆。

大青龙汤仲景

治太阳中风，脉浮紧，身疼痛，发热恶寒，不汗出而烦躁。又治伤寒，脉浮数，身不痛，但重，乍有轻时，无少阴症者。

麻黄六两　桂枝　甘草二两，炙　杏仁四十枚，去皮尖　石膏鸡子大块　生姜三两　大枣十二枚

先煮麻黄，去沫，入诸药煎，一服汗者，止后服。

银翘散《温病①条辨》

治肤热头痛，微恶风寒，身热自汗，口渴，或不渴而咳，午后热甚，及但热，不恶寒而渴，为瘟病者。

连翘一两　银花一两　桔梗六钱　薄荷六钱　竹叶四钱　甘草五钱　芥穗四钱　淡豆豉五钱　牛蒡子六钱

上杵为散，每服六钱，鲜苇根煎汤，香气大出，即取服，勿过煮。肺药取轻清，过煮则味厚而入中焦矣。病重者，约二时一服，日三服，夜一服；轻者三时一服，日二服，夜一服；病不解者，作再服。胸膈闷者，加藿香三钱、郁金三钱，护膻中；渴甚者，加花粉；项肿咽痛者，加马勃、元参；衄者，去芥穗、豆豉，加白茅根三钱、侧柏炭三钱、栀子炭三钱；咳者，加杏仁，利肺气。二三日病犹在肺，热渐入里，加细生地、麦冬，保津液；再不解，或小便短者，加知母、黄芩、栀子之苦寒与麦地之甘寒，合化阴气，而治热淫所胜。

---

① 温病：原作“瘟疫”，诸本同。据银翘散出处改。

九味羌活汤元素

治伤寒、伤风，憎寒、壮热，头痛、身痛、项痛、脊强，呕吐，口渴，太阳病无汗，及感冒四时不正之气并瘟病、热病。

羌活　防风　苍术钱半　细辛五分　川芎　白芷　生地黄　黄芩　甘草一钱

加生姜、葱白煎。如风症，自[①]汗者，去苍术加白术、黄芪；胸满去地黄，加枳壳、桔梗；喘加杏仁；夏加知母、石膏；汗下兼行加大黄。药备六经，治通四时，用者当随症加减。

五苓散仲景

治太阳病发汗后，大汗出，胃中干，烦躁不得眠，欲饮水者。少少与之，令胃气和则愈。若脉浮，小便不利，微热，消渴者，此汤主之。

又治中风发热，六七日不解而烦，有表里症，渴欲饮水，水入即吐，名曰水逆。及伤寒痞满，服泻心汤不解，渴而烦躁，小便不利者。

猪苓　茯苓　白术炒，十八铢　泽泻一两六铢半　桂半两

共为末，每服三钱，服后多饮热汤，汗出而愈有表症用桂枝，杂病用桂。

四苓散仲景

通治诸湿，腹满，水饮，水肿，呕逆，泄泻，水寒射肺或喘或咳，中暑烦渴，身热，头痛，膀胱积热，小便秘塞等症。

猪苓　茯苓　白术炒，十八铢　泽泻一两六铢半

为末，每服三钱。

---

① 自：原作“白”，据正字本改。

导赤散钱乙

治小肠有火，便赤淋痛，面赤狂躁，口糜舌疮，咬牙。

生地黄　木通　甘草梢　淡竹叶

等分煎服。

六味地黄丸仲景

通治肝肾不足，真阴亏损，精血枯竭，憔悴羸弱，腰痛足酸，自汗盗汗，水泛为痰，发热咳嗽，头晕目眩，耳鸣耳聋，遗精便血，消渴淋沥，失血失音，舌燥喉痛，虚火牙痛，足跟作痛，下部疮疡。

地黄砂仁酒拌九蒸九晒，八两　山萸肉酒润　山药四两　茯苓乳拌①　丹皮　泽泻三两

上蜜丸，空心盐汤下。虚而遗溺者，去茯苓加益智仁三两。

桂附地黄丸

即前方加肉桂、附子各一两，以补命门真火。

此仲景八味丸原方也。钱氏仲阳，减去桂附，用治小儿诸疾。今用通治大小疾。王冰所谓益火之原，以消阴翳者，六味丸加桂附是也。所谓壮水之主，以制阳光者，桂附地黄丸加黄柏、知母各二两是也。桂附八味丸，尺脉弱者宜之。知柏②八味丸，尺脉旺者宜之。金匮桂附八味丸加车前、牛膝名肾气丸，用治蛊胀，亦治消渴。

手太阳小肠经症治

小肠之脉起于手小指之端，由手臂出肘，上肩，绕肩胛，

① 拌：原作“半”，据正字本改。

② 柏：原作“主”，据正字本改。

直络心，中循咽嗌，下膈抵胃，属小肠。其支者，从肩下横骨上颈颊，抵鼻，至于目内眦，与足太阳膀胱相接，复由目内眦入耳中，至听会穴止。与心经相表里，以膀胱为化导，小肠上口接胃之下口，小肠下口接大肠之上口，此处分别清浊，以清者渗入膀胱，以浊者归于大肠。如心热不已，则移热于小肠；心寒不已，则移寒于小肠。小肠热盛，则耳痛、嗌痛、颈肿、颊肿、头目疼痛及尿血淋闭、或小便短赤痛涩；小肠寒盛，则耳聋、目黄、小便不禁及浑浊遗溺。小肠有热，尿血不痛者，生地四物汤；如割痛难忍者，瘀血蓄于茎中也，方内加红花、桃仁；淋沥短赤者，萆薢分清饮；闭塞者，八正散；耳痛、嗌痛、头目疼痛及颈肿、颊肿者，如圣散。小肠有寒，则小便自遗；膀胱失化，则小便自遗；肾气虚、肺气陷，则小便亦自遗。膀胱失化而自遗者，桂附地黄丸去泽泻加益智仁主之。肾虚者，耳必聋，小便必浑浊，六味地黄丸主之。阳气下陷者，目必黄，气必不接，补中益气汤主之。若久病淋沥，服通利小便药过多，而淋沥不愈者，仍服补中益气汤。遗溺一症，唯老人与小儿独多。老人多挟寒，宜服十全大补汤；小儿多挟热，宜服六味地黄丸并服鸡肠散。

手太阳小肠经列方

生地四物汤丹溪

治一切血虚、血热、吐血、衄血、尿血、肠风下血、血痢及妇人月经不调、崩中等症。

当归酒洗　生地黄三钱　芍药二钱　川芎钱半

小肠热结加山栀仁、木通；如有血瘀茎中，加桃仁、红花。

凡治血症，通用四物汤。如欲凉血，心加黄连，肝加条芩，肺加枯芩，大肠加枳实、黄连，肾、膀胱加黄柏，脾加生地，胃加大黄，三焦加地骨皮，心包络加丹皮，小肠加山栀。如欲泻气，心与心包络加麦冬，肺加枳壳，肝加柴胡、青皮，脾加白芍，胃加干葛、石膏，大肠、三焦加连翘，小肠加赤茯苓，膀胱加滑石。血虚加龟板，血燥加人乳。瘀血加桃仁、红花、韭汁、童便行之，暴血加薄荷、元参散之，血不止加炒蒲黄、京墨，久不止加升麻引血归经。妇人经血紫黑、脉数为热，加黄芩、黄连；血淡、脉迟为寒，加肉桂、附子。人肥有痰，加半夏、南星、橘红；人瘦有火，加黑栀、知母、黄柏。郁者加木香、砂仁、苍术、神曲。经血瘀滞加桃仁、红花、延胡、肉桂。气虚加人参、黄芪；气实加枳实、厚朴。

十全大补汤

治气血并虚，阴阳两竭，此药极能助阳固卫。

大熟地四钱　人参三钱　白术炒　当归　茯苓二钱　白芍一钱五分　川芎一钱　炙甘草五分　黄芪二钱　肉桂六分

生姜三片，枣二枚，煎服。

萆薢分清饮

治阳虚白浊，小便频数，漩白如油，名曰膏淋。

川萆薢　石菖蒲　乌药　益智仁等分　甘草梢减半

入盐少许，食前服，一方有茯苓。

八正散《局方》

治湿热下注，咽干，口渴，少腹急满，小便不通，或淋痛尿血，或因尿热秘闭为肿。

车前仁　木通　瞿麦　萹蓄　滑石　甘草梢　栀子炒黑　大黄各等分

加灯草煎，一方有木香。

如圣散节庵

治刚柔二痉痉者，太阳中风，重感寒湿而为病也。风则燥而动，寒则引而紧，湿则着而拘，故头摇，口噤，项强反张，筋急抽搐，无汗为刚痉，有汗为柔痉，面赤，项强，头摇，口噤，角弓反张，与瘛疭音炽纵同法，并治颈肿，颊肿，头目疼痛，耳痛嗌痛。

羌活　防风　白芷　柴胡　甘草　黄芩　半夏　川芎　芍药　当归　乌药

加姜煎。入姜汁、竹沥服。

柔痉加白术、桂枝，刚痉加苍术、麻黄，口噤咬牙、大便实加大黄，寻常头目疼痛、颈肿、项强只用姜煎。

鸡肠散

专治小儿遗尿，屡试屡验。

鸡肠一具，洗净焙干，男用雄，女用雌　桑蛸七个，焙　益智仁五钱，炒

共为末，每服三钱，米饮下。

补中益气汤东垣

治烦劳内伤，身热心烦，头痛恶寒，懒言恶食，脉洪大而虚，或喘或渴，或阳虚自汗，或气虚不能摄血，或疟痢脾虚，久不能愈，一切清阳下陷，中气不足之症。

黄芪钱半，炙　人参　甘草一钱，炙　白术土炒　陈皮留白　当归各五分　升麻三分　柴胡三分

姜三片，枣二枚煎服。

血不足加当归；精神短少加人参；肺热咳嗽去人参加桑皮、杏仁；嗌干加葛根；头痛加蔓荆子，痛甚加川芎；脑痛加藁本、

细辛；风湿相搏，一身尽痛，加羌活、防风；有痰加半夏、生姜；胃寒气滞加青皮、蔻仁、木香、益智；肚腹膨胀加枳实、厚朴、木香、砂仁；肚腹疼痛加芍药、干姜；热痛加黄连；能食而心下痞加黄连；咽痛加桔梗；湿胜加苍术；有寒加肉桂；阴火加黄柏、知母；阴虚去升麻，加熟地、山萸肉、山药；寒胜加附子；大便秘加酒煨大黄；咳嗽，春加旋覆花、款冬花，夏加麦冬、五味子，秋加麻黄、黄芩，冬加不去根节麻黄，天寒加干姜；泄泻去当归，加茯苓、苍术、益智仁；疟痢加黄芩、木香。

六味地黄丸　桂附地黄丸俱见太阳膀胱列方内①

足阳明胃经症治

胃经之脉，起于鼻额，循鼻外入上齿环唇下腮，由耳前发际上至额。觑其支者，循喉咙，下膈属胃，络脾经。其直者下乳挟脐，复由胃口行腹里，过气街下行膝盖，贯脚面，从足中指通入足大指厉兑穴止。伤寒表散未透，邪入阳明胃腑，微发烦，小便数，大便因硬者，与小承气汤和之。腹胀满者，与调胃承气汤。若腹满，潮热，绕脐痛，大便硬，烦躁谵语者，大承气汤下之。若下痢谵语者，有燥屎也，宜小承气汤。若渴欲饮水，口干舌燥，腹满而喘者，人参白虎汤。若脉浮而发热，渴欲饮水，小便不利者，猪苓汤。若但头汗出，剂颈而还身无汗，小便不利，渴饮水浆者，此为瘀热在里，身必发黄，可与茵陈蒿汤。若发热，头痛，胁痛，寒热犹在，表症未除，复烦渴，谵语，腹满，便秘，脉洪或沉实弦数者，急与大柴胡汤。

① 内：原作“同”，据正字本改。

胃属中土，主纳受水谷。胃如过健，则消食善饥；胃如不强，则饮食难下；胃如有热，则目痛，鼻干，唇焦，面浮肿兼发斑疹，右关脉必洪大；胃如有寒，其唇必白，其胃脘必痛，必发吐，必发噎膈，右关脉必软弱。胃过健者，归芍四君子汤，补脾以平胃；胃不强者，香砂六君子汤，开胃以健脾；胃有热而唇焦、面肿、鼻干、目痛者，葛根汤，若发斑疹，加大力子，重则三黄泻心汤、白虎汤、调胃承气汤；胃寒而吐者，砂枳二陈汤加干姜，噎膈者，启膈散。胃脘急痛者，寒盛也，四逆汤加肉桂、丁香、砂仁；痛而痞闷者，气滞也；痛而不走者，血滞也。气滞，木香顺气汤；血滞，失笑散。痰结者，痛连胸胁；水结者，腹内咽咽作声。无论痰结、水结，但见胃脘作痛，胸膈胀满，痛而干呕，腹内肠鸣者，通用十枣汤。

足阳明胃经列方

调胃承气汤仲景

治伤寒阳明症，不恶寒，反恶热，口渴，便闭，谵语，腹满，中焦燥实，及伤寒吐后腹胀满者，及阳明症不吐不下而心烦者。亦治渴症中消，善食而溲。

大黄酒浸　芒硝一两　甘草炙，五分

少少温服。

小承气汤仲景

治伤寒阳明症，谵语，便硬，潮热而喘，及杂病上焦痞满不通，并支饮胸满者。

大黄四两　厚朴姜炒，二两　枳实麸炒，三枚

水煎，热服。

大承气汤仲景

治伤寒阳明腑症，阳邪入里，胃实，不大便，发热谵语，自汗出，不恶寒，痞满、燥实全见，及杂症三焦大热，脉沉实者。亦治胸满，口噤，卧不着席，挛足、龂齿而无汗者。

大黄酒洗，四两　芒硝三合　厚朴半斤　枳实五枚

先煎朴、实将熟，入大黄，煮二三沸，倾碗内，和芒硝服，得利即止。

忌下诸症

伤寒太阳病，外症未解者，不可下，下之则成结胸。

身恶寒，脉浮大者，病尚在表，不可下，下之则成痞气。

太阳、阳明合病，胸满而喘者，不可下，下之则成痞满。

欲吐、欲呕者，邪在上焦，不可下。

恶水者，不可下，下之则胃冷，不嗜食，完谷出①。

阳气微者，不可下，下之则逆呃。

尺脉弱涩者，不可下，下之则亡阴。

脐上下左右有动气者，不可下，下之则变病百出。

咽中闭塞者，不可下，下之则下轻上重，水浆不入。

病人平素胃弱不能食者，不可下。

小便清白者，不可下。

病人腹满时减，减时如故者，不可下。

头眩目黄者，不可下。

病人手足厥冷者，不可下。

杂病中，有高年血燥，大便不通者，不可下。

---

① 出：原脱，据正字本补。

有妇人新产，去血过多，大便不通者，不可下。

有病[1]，后亡津液，大便不通者，不可下。

有亡血家，血虚失润，大便燥结者，不可下。

有汗出过多，津液不足，大便燥结者，不可下。

有日久不大便，腹中并无所苦者，不可下。

人参白虎汤仲景

治伤寒脉浮滑，表有热，里有寒，及三阳合病，脉浮大，腹满身重，难以转侧，口不仁而面垢，谵语，遗溺，发汗则谵语，下之则头上生汗、手足逆冷、自汗出者。

通治阳明病，脉洪大而长，不恶寒，反恶热，头痛自汗，口渴舌胎[2]，目痛鼻干，不得卧，心烦躁乱，日晡潮热，或阳毒发斑，胃热诸症。

石膏一斤　知母六两　甘草二两　粳米六合　人参三两

先煎石膏数十沸，再投药、米，米熟汤成，温服。

猪苓汤仲景

治阳明病，脉浮发热，渴欲饮水，小便不通。少阴病，下利六七日，咳而呕渴，心烦不得眠。通治湿热、黄疸、口渴、溺赤。

猪苓　泽泻　茯苓　滑石　阿胶各一两

水煎服。

茵陈蒿汤仲景

治伤寒阳明病，但头汗出，腹满口渴，二便不利，湿热发黄，脉沉实者。

---

① 病：原作“痛”，据正字本改。

② 胎：诸本同，疑“干”之误。

茵陈蒿六两　大黄酒浸，一两　栀子炒，十四枚

水煎服。

大柴胡汤仲景

治伤寒发热，汗出不解，阳邪入里，热结在里，心下痞硬，呕而下利，或往来寒热，烦渴谵语，腹满便秘，表症未除，里症又急，脉洪或沉实弦数者。

柴胡八两　半夏半斤　黄芩　芍药三两　生姜五两　大枣十二枚　枳实四枚　大黄酒浸，二两

水煎温服。

归芍四君子汤

治一切阳虚气弱，脾衰肺损，饮食少思，体瘦面黄，及胃强脾弱，消食善饥。并治肝燥吐血。

人参　白术炒　茯苓二钱　甘草一钱　当归　芍药二钱

姜枣煎服。

香砂六君子汤

治虚寒胃痛，脾衰肺损，饮食难下，肚腹虚满，饮食不消或腹痛泄泻，右关脉软弱者。

人参　白术炒　茯苓二钱　甘草二钱①　香附一钱　砂仁一钱　半夏钱半　陈皮一钱

生姜三片，大枣二枚，水煎服。

葛根汤仲景

治太阳病，项背几几音舒②。鸟之短③羽，几几者，如鸟翅之

---

① 二钱：正字本作“一钱”。

② 舒：原作“欲”，据正字本改。

③ 短：原作“愈”，据正字本改。

不能展，无汗恶风。亦治太阳、阳明合病，鼻干，目痛，头痛，腰痛，脉浮大而长者。

葛[1]根四两　麻黄三两　生姜三两　桂枝　芍药　甘草炙，二两　大枣十二枚

发斑疹者，加大力子。

水煎服。

三黄泻心汤《金匮》

治一切火热，表里俱盛，狂躁烦心，口[2]燥咽干，大热，干呕，错语不眠，吐血衄血，热甚发斑。

黄连　黄芩　黄柏　栀子　大黄酒浸

等分，水煎温服。

砂枳二陈汤《局方》

治一切痰饮为病，咳嗽胀满，呕吐恶心，头眩心悸，及胃寒呕吐者。

半夏姜制，二钱　陈皮一钱　茯苓一钱　甘草五分　干姜一钱　砂仁一钱　枳壳一钱

有食加山楂、麦芽、神曲。

启膈散

通噎膈开关之剂，屡用屡效。

人参　丹参三钱　茯苓一钱　川贝母一钱五分，去心　砂仁壳四分　郁金五分　荷叶蒂两个　杵头糠五分

水煎服。

---

① 葛：原作“姜”，据正字本改。
② 口：原作“日”，据正字本改。

四逆汤仲景

治三阴伤寒，身痛腹痛，下利清谷，恶寒不渴，四肢厥[①]冷，或反不恶寒，面赤烦躁，里寒外热，或干呕，或咽痛，脉沉微细欲绝者。

附子一枚，生用　干姜一两　甘草炙，二两

水煎，冷服。

阳格于上者，加葱九茎。胃脘极痛，寒盛者，依本方加肉桂、丁香、砂仁。

木香顺气汤东垣

治阴阳壅滞，气不宣通，胸膈痞闷，腹胁胀满，大便不利，清阳不升，浊阴不降者。

木香　草蔻仁炒　益智　苍术三分　厚朴四分　青皮　陈皮　半夏　干姜　吴茱萸泡　茯苓　泽泻二分　升麻　柴胡一分　当归五分

煎服。

失笑散《局方》

治心包络痛，或死血腹痛，并治产妇恶露不行。

蒲黄　五灵脂

等分为末，煎膏，醋调服。

本方各一两，加木通、赤芍各五钱。每四钱，入盐少许服，名通灵散，治九种心痛。

十枣汤仲景

治太阳中风，下利呕逆，表解者乃可攻之，其人漐漐汗出，

① 厥：原脱，据正字本补。

头痛，心下痞硬引胁下痛，干呕短气，汗出不恶寒，表解而里未和，邪热内蓄，有伏饮者，通治痰气水气。

芫花炒黑　甘遂　大戟等分　大枣十枚

先煮枣，去渣，次煎药末。强人服一钱，虚人五分，或枣肉为丸，痛不除者，再服得快利即止，下后糜粥自养。

白虎汤仲景

治伤寒脉浮滑，表有热，里有寒，及三阳合病，脉浮大，腹满，身重难以转侧，口不仁而面垢，谵语遗溺，及头痛目痛鼻干口渴，烦躁潮热，发斑发疹等症。

石膏一斤　知母六两　甘草二两　粳米六合

先煮石膏数十沸[1]，再投米、药，米熟汤成，温服。

手阳明大肠经症治

大肠之脉，起于手次指内侧，由虎口循手臂，入肘上肩髃，会于天柱骨，从肩下横骨陷中，下络肺，下膈属大肠。其支者，复由肩上入颈，斜贯两颊，绕下齿挟口，过人中，至两鼻孔迎香穴止。伤寒未已，邪传阳明胃腑，结连大肠，大肠为热邪所逼，大便因而成硬。抑或发汗后，津液空虚，大便亦硬。唯硬而胸腹胀满，绕脐痛，或不小便，或小便短涩者，此阳明实也，可与大承气汤下之。若不满不痛，小便如常者，不可下。大肠不能自受病，大肠之病，肺移之也。肺与大肠相表里，肺热不已，则移热于大肠；肺寒不已，则移寒于大肠。肺气若虚，则大肠若坠，虚之甚，则大肠脱出，阳气为之下陷。肠液枯，则肺气转燥，鼻为之干，便为之结。大肠热，则便血、粪红，以

① 先煮石膏数十沸：原脱，据正字本补。

其人脏腑有热，风邪下而乘之也。火盛则目黄口干，肛门如烙。风盛则肩前濡痛，肛门壅肿。齿缝疼痛者，火炎上也。颈项肿硬者，火挟风也。便闭有虚有实，便血亦有虚有实。大肠虚闭者，口不燥渴，小便如常，滋燥养荣汤主之。大肠实闭者，口必燥渴，小便必短赤，小承气汤主之。虚而便血者，肺移寒也，其人唇淡口和，喜热畏冷，右尺脉沉细者，归脾汤主之。若便血，久而水火并衰者，十全大补汤。实而便血者，肺移热也，其人口燥唇焦，右尺脉必沉数，芍药甘草汤加黄芩、生地主之。若其人风邪下陷，病便血而肩痛肛肿者，芍药甘草汤加当归、荆芥、黄芩、丹皮、生地。若其人大肠若坠，或肛脱而不痛不肿者，阳气下陷也，补中益气汤。若其人肛脱而难收，壅肿而痛，或如火烙者，大肠有火也，黄连解毒汤加知母、荷叶。又或目黄口干，肛门如烙，下利脓血稠黏者，芍药汤去肉桂主之。若肠风脏毒，痔漏下血者，槐花散主之。

手阳明大肠经列方

滋燥养荣汤

治火烁肺金，血虚外燥，皮肤皴揭，筋急爪枯，或大便风秘虚闭等症。

当归酒洗，二钱　生地黄　熟地黄　芍药炒　黄芩炒　秦艽一钱　防风　甘草五分

水煎服。

归脾汤《济生》

治思虑过度，劳伤心脾，怔忡健忘，惊悸盗汗，发热体倦，食少不眠，或脾虚不能摄血，致血妄行，或吐血或衄血或便血，

及妇人经水不调，赤白带下等症。

人参　白术土炒　茯神　枣仁炒　龙眼肉二钱　黄芪炙，一钱半　当归酒洗　远志一钱　甘草炙，五分

生姜三片，枣二枚，煎服。

芍药甘草汤仲景

治腹中不和而痛。仲景用治误表发厥，脚挛吐逆，与干姜甘草汤以复其阳，厥愈足温者，更作此汤以和其阴，其脚即伸。

白芍药　甘草炙。各四两

脉缓伤水，加桂枝、生姜；脉洪伤肺，加黄芩、大枣；脉涩伤血，加当归；脉弦伤气，加芍药；脉迟伤寒，加干姜。本方去芍药加干姜，《金匮》用治肺痿、肺冷，吐涎沫，小便数。本方加黄芩，治热痢，腹痛后重，身热，脓血稠黏，及鼻衄不止《机要》。本方加白术，治脾湿水泻，身重困弱《机要》。葛可久[①]治吐血、咳血、咯血、痰中带血，诸血症均以此方为主。随症加药，更名甲已化土汤。肺热便血，口燥唇焦者，依本方加黄芩、生地。风邪下陷便血，而肩痛肛肿者，依本方加当归、荆芥、黄芩、丹皮、生地。

黄连解毒汤

治一切火热，表里俱盛，狂躁烦心，口燥咽干，大热干呕，错语不眠，吐血衄血便血，热甚发斑等症。

黄连　黄芩　黄柏　栀子

等分，水煎温服。

芍药汤洁古

治下痢脓血稠黏，腹痛后重。

---

① 葛可久：诸本同，疑误。

芍药一两　归尾　黄芩　黄连五钱　大黄三钱　木香　甘草二钱，炙　槟榔二钱　肉桂钱半

每服五钱，痢不减加大黄，有热者去肉桂。

槐花散《本事》

治肠风脏毒、痔漏下血。

槐花炒　侧柏叶杵　荆芥炒黑　枳壳炒

等分为末，每服三钱，米饮下。

大承气汤　小承气汤俱见阳明胃列方内

十全大补汤　补中益气汤俱见太阳小肠列方内

足少阳胆经症治

胆经之脉，起于目锐眦边，上抵头角，下耳后，循头，行手少阳三焦之前，至肩而出。其支者，由耳后、耳中、耳前下颈，贯胸膈，络肝属胆，复循肋骨，下挟脐，绕毛际，横入髀枢，其直者从肩下横骨陷中，下腋，循胁骨，下合髀枢，由髀外出膝下两旁高骨，下抵外踝，从足小次指至足次指歧骨穴止。

伤寒五六日，病未解，邪传少阳，口苦、咽干、目眩，往来寒热，胸胁苦满，默默不欲饮食，心烦喜呕，头角疼痛者，小柴胡汤主之。

盖胆为清静之府，居半表半里之间。邪入少阳，汗吐下俱在所禁。胆与肝相表里，肝血虚则胆虚，胆虚则怯；肝血旺则胆旺，胆旺则壮。胆虚之脉，左关必弦细，其症为惊悸，或睡不合眼，或不时太息。惊悸者，肝虚不足以壮胆也，安神定志丸主之。睡不合眼者，血虚不足以养胆也，归脾汤主之。不眠而有虚热者，温胆汤主之。不时太息者，气弱不足以助胆也，

香砂六君子汤主之。胆之实，左关脉必弦洪，其症为胸满，为胁痛，为耳聋，及耳前后肿，均用小柴胡汤。胸满者加枳壳、桔梗；胁痛者，加青皮、芍药；耳聋者加蔓荆子、石菖蒲、香附；耳前后肿者加桔梗、青皮。若其人呕吐胆汁，口苦咽干，舌苔涩者，胆有热也。胆热之脉，左关必弦数，小柴胡汤加山栀、枳壳主之。若其人呕吐清沫，口不苦，咽不干，舌苔滑者，胆有寒也。胆寒之脉，左关必弦迟，二陈汤加炮姜、藿香主之。

足少阳胆经列方

小柴胡汤仲景

治伤寒中风少阳症，往来寒热，胸胁痞满，默默不欲饮食，心烦喜呕，或腹中痛，或胁下痛，或渴、或咳、或利、或悸，小便不利，口苦，耳聋，脉弦，或汗后余热不解，及春月咳嗽，疟发寒热，及妇人伤寒，热入血室。亦治伤寒五六日，头汗出，微恶寒，手足冷，心下满，不欲食，大便硬，脉细者为阳微结。

柴胡八两　半夏半斤　人参　甘草　黄芩　生姜三两　大枣十二枚

如烦而不呕，去半夏、人参，加瓜蒌仁；渴者，去半夏加花粉；若不渴，外有微热者，去人参加桂枝，覆取微汗；咳嗽，去参、枣、生姜，加五味子、干姜；虚烦加竹叶、粳米；齿燥无津，加石膏；痰多，加瓜蒌、贝母；腹痛，去黄芩，加芍药；胁下痞硬，去大枣加牡蛎；胁下痛，加青皮、芍药；心下悸，小便不利，去黄芩，加茯苓；本经头痛，加川芎；发黄加茵陈；耳聋加蔓荆子、石菖蒲、香附；耳前后肿者，加桔梗、青皮。

二陈汤《局方》

治一切痰饮为病，咳嗽胀满，呕吐恶心，头眩心悸。

半夏姜制，二钱　陈皮去白　茯苓一钱　甘草五分

加姜煎。

呕吐甚者加炮姜、藿香。治痰通用二陈汤。风痰加南星、白附、皂角、竹沥；寒痰加半夏、姜汁；火痰加石膏、青黛；湿痰加苍术、白术；燥痰加瓜蒌、杏仁；食痰加山楂、麦芽、神曲；老痰加枳实、海石、芒硝；气痰加香附、枳壳；胁痰在皮里膜外加白芥子；四肢痰加竹沥。

安神定志丸

治心中惊悸不安，惕惕不能卧者。

茯苓　茯神　人参　远志各一两　石菖蒲　龙齿各五钱

蜜为丸，朱砂为衣，每服三钱。

按：定志丸，局方也。原方内无茯神、龙齿。方下云，治目不能远视能近视者，常服益心强志，能疗健忘。张子和去菖蒲加茯神、柏子仁、酸枣仁，酒糊丸，亦名定志丸，安魂定魄，姜汤下。

温胆汤《集验》

治胆虚痰热不眠，虚烦惊悸，口苦呕涎。

陈皮去白　半夏姜制　茯苓或用茯神　甘草　枳实麸炒　竹茹

加生姜煎服。

局方无茯苓。如心虚加人参、枣仁；心内烦热加黄连、麦冬；口燥、舌干去半夏加麦冬、五味、花粉；表热未清加柴胡；内虚大便自利去枳实加白术；内实心烦加炒栀子。

归脾汤见阳明大肠列方内

香砂六君子汤见阳明胃列方内

手少阳三焦经症治

三焦之脉，起于手小指次指间，出手臂外，贯肘，循臑上肩，交出足少阳胆经之后，入肩下横骨陷中，至膻中散络心包络，下膈循属三焦。其支者，从膻中上肩下横骨出，上项出耳至角巅，复从耳后走耳前，至目锐眦外边止。三焦有位无形，上焦在膻中，中焦在胃脘，下焦在脾。上焦布散清气，中焦布散津液，下焦布散糟粕。三焦通则遍体调和，三焦病则周身不遂。咳嗽气壅者，上焦病也；胸膈胀满者，中焦病也；泄痢不止者，下焦病也。三焦火盛，则嗌痛喉痹；三焦气滞，则肘臂外痛；火上冲，则痛及目锐眦；耳聋颊肿者，皆三焦火盛，郁而为病也。咳嗽气壅，挟有风邪者，参苏饮；挟有寒火者，麻杏甘桔石膏汤。若肾气上冲，咳而气壅，小腹下有气时上者，肾虚而不纳气也。肾虚之脉，左尺必沉细，桂附地黄丸去肉桂加牛膝。胸膈胀满者，香砂六君子汤。泄痢不止者，阳气下陷也，补中益气汤。脾虚不固，则用六君子汤加赤石脂。嗌痛喉痹，三焦有火者，右寸之脉必洪数，心内亦必发热，利膈汤主之。气滞而肘臂外痛者，五积散。目痛耳聋颊肿者，小柴胡汤。

手少阳三焦列方

参苏饮《元戎》

治外感、内伤发热，头痛，呕逆，咳嗽，痰塞中焦，气壅上焦，眩晕咳烦，伤风泄泻，及伤寒已①汗，发热不止。

---

① 已：原作“日”，据正字本改。

人参　紫苏　干葛　前胡　半夏姜炒　茯苓钱半　陈皮　甘草　枳壳炒　桔梗　木香二钱

每五钱加姜枣煎。

外感多者，去枣加葱白；肺中有火，去人参加杏仁、桑白皮；泄泻加白术、扁豆、莲米。

麻杏甘桔石膏汤仲景

治伤寒发汗后，汗出而喘，无大热者。通治咳嗽有痰，喘而胸满，及哮喘病上气壅塞者。

麻黄去节，三两　杏仁七十枚，去皮尖　甘草炙，一两　石膏鸡子大块　桔梗一[①]两

先煮麻黄数沸，去沫，入诸药煎，热服。

利膈汤《本事》

治脾肺火热，虚烦上壅，咽痛喉疮。

薄荷　荆芥　防风　桔梗　甘草　人参　大力子

等分为末，每服二钱，或加僵蚕。

五积散《局方》

治外感风寒，内伤生冷，身热无汗，头痛，身痛，项背拘急，胸满恶食，呕吐腹痛，寒热往来，脚气肿痛，冷秘，寒疝[②]，寒疟，恶寒无汗，及妇人经水不调。

白芷　陈皮　厚朴六分　当归　川芎　芍药　茯苓　桔梗八分　苍术　枳壳　半夏　麻黄四分　干姜　肉桂表症当用桂枝　甘草三分

---

① 一：原脱，据正字本补。

② 寒疝：原作“塞庙”，据正字本改。

加姜葱煎。又法，除桂、芷、枳壳、陈皮，余药慢火炒，摊冷，入桂、枳同煎，名熟料五积散。

有汗去苍术、麻黄；气虚去枳壳，加人参、白术；腹痛挟气加吴萸；胃寒加煨姜；阴症伤寒，肢冷、虚汗加附子；妇人调经加醋炒陈艾。

桂附地黄丸见太阳膀胱列方内

香砂六君子汤见阳明胃列方内

补中益气汤见太阳小肠列方内

小柴胡汤见少阳胆列方内

足太阴脾经症治

脾经之脉，起于足大指，循内侧，过孤拐骨，由内踝，上脚肚，循胫夹股里，入腹中，属脾，络胃，直上膈，挟喉咙，绕舌本，至舌根下止。太阴之为病，腹满而吐，食不下，自利益甚，时腹自痛。如太阴病挟有风邪，四肢必烦痛，脉必浮缓。脉浮缓者，可与桂枝汤。若自利不渴者，脏有寒也，宜服四逆汤。脾居中宫，磨化饮食，输运津液，五脏六腑无不赖①其滋养，藉其灌溉。脾土之功用极大，不宜太燥，亦不宜太湿。太燥则土成焦土，太湿则土成淤泥②，均③有拂于生物之性。脾不宜实也，以腹中留有积滞则实④。脾不⑤宜虚也，以受其伤损则

---

① 赖：原作“腹”，据正字本改。

② 淤泥：原作“于逆”，据正字本改。

③ 均：原作“显”，据正字本改。

④ 以腹中留有积滞则实：原作“以腹中□有吏布与实”，据正字本改。

⑤ 不：原作“火”，据正字本改。

虚。脾之损何损也？胃强受谷，脾难运化则损。忧思伤脾，郁结不解则损。肝气过盛，脾土受克则损。亡血过多，血海空虚则损。过耗肺气，脾弱难生则损。淫欲过度，火衰土弱则损。损则虚，虚则不可不补也。然补之亦当得法，脾损不能化谷者，食下咽后，肚腹必胀，多则发呕，宜香砂六君子汤。忧思伤脾，腹满而多噫气呕逆，宜旋覆代赭石汤，或四君子汤加香附、木香、白芍。肝气过旺者，腹时作痛，宜四君子汤加芍药、当归。肺气过耗者，精神短少，饮食无味，腹多胀满，气多下陷，宜补中益气汤①。淫欲过度者，水亏火败，火败则不能熏蒸脾胃，水亏则脾土干燥不荣。轻则四肢疲软，重则便溏瘕泄。四肢疲软者，五味异功散，便溏瘕泄者，参苓白术散。常服十全大补丸，俾阴阳兼补，水火两济。然必先固脾胃，以脾为万物之本，五脏之所奉生。脾土再虚，去生远矣。其积为何？食积也、气积也、血痰积也、虫积也。食积则恶闻食气，化谷无力，六君子汤加麦芽、砂仁。有宿积者，则腹中坚滞，胀满久不能消，大和中饮。气积者，气郁发闷，胸腹不舒也，木香顺气汤。血积者，痛如针刺，定一不移也，失笑散。痰积者，痰停心下，咳则掣痛也，清气化痰丸。虫积者，痛吐清水，唇青腹硬也，集效丸。脾有湿热，则尿闭发黄，尿闭发黄者，茵陈四苓散。若尿不闭而只发黄者，脾虚也，六君了汤。若右关脉数，舌苔黄，唇赤，下痢赤白，或下赤痢者，脾有热而伤血也，黄连丸。若下痢纯白，右关脉沉迟者，寒积伤气也，六君子汤加炮姜、木香。

---

①　胃强受谷……宜补中益气汤：此 180 字原脱、倒、错，据正字本补、乙正、改。

足太阴脾经列方

四君子汤

脉治一切阳虚气弱，脾衰肺损，饮食少思，体瘦面黄，皮聚毛落，脉来细软。

人参　白术土炒　茯苓二钱　甘草一钱

姜三片，枣二枚煎服。

肝旺克脾[1]者，加芍药、当归。忧思伤脾者，加香附、木香、白芍。食积胀满者，加半夏、陈皮、麦芽、砂仁。振悸不眠者，加生姜、酸枣仁。半身不遂，加竹沥、姜汁。在左者属血，再加当归、川芎；在右者属气，再加木香、青皮。

六君子汤

即本方加陈皮、半夏。

治气虚有痰，脾虚鼓胀。

五味异功散

即本方加陈皮。

调理脾胃，和中理气。

香砂六君子汤

即六君子汤加香附、砂仁。

治虚寒胃痛，或腹痛泄泻。

六君子汤加麦冬、竹沥。

治脾胃虚风，四肢不举。

六君子汤加柴胡、葛根、黄芩、白芍，名十味人参汤。

---

① 脾：原作“肝”，据正字本及文义改。

治虚热、潮热，身体倦怠，及寒热往来，久疟①不止。

大和中饮

治食积胀闷。

枳实一钱　厚朴钱半　麦芽　焦楂二钱　陈皮一钱　砂仁八分　泽泻二钱

集效丸《三因》

治虫啮腹痛，作止有时，或虫不安胃，耕起往②来。

大黄炒，两半　鹤虱炒　槟榔　诃子皮　芜荑炒　木香　生姜炒　附子七钱半

为末，蜜丸。食前乌梅汤下，妇人醋汤下。

清气化痰丸

通治热痰，痰随火而升灭，火引痰而横行者。

半夏二两　南星两半③　橘红　枳实炒　杏仁去皮尖　瓜蒌仁去油　黄芩酒炒　茯苓一两

姜汁糊丸，淡姜汤下。

茵陈四苓汤

治发黄，小便不利。

茵陈　白术　茯苓钱半　猪苓　泽泻

水煎服。

黄连丸

治一切热痢及休息痢，日夜频。并兼治下血如鸡肝色。

---

① 久疟：原作“倦痰”，据正字本改。
② 往：原作“佳”，据正字本改。
③ 半：原脱，据正字本补。

黄连二两半　羚羊角一两半

剉末，面糊丸，米饮下。

旋覆赭石汤仲景

治伤寒发汗，若吐若下解后，心下痞硬，噫气不除。通治脾虚胃弱，噫气膈噎，反胃噎食，气逆不降。

旋覆三两，即金沸草　代赭石一两　人参二两　甘草三两　大枣十二枚　半夏半升　生姜五两

水煎服。

桂枝汤见太阳膀胱列方内

四逆汤见太阴肺①列方内

补中益气汤②见太阳小肠列方内

参苓白术散见太③阴肺列方内

手太阴肺经症治

肺经之脉，起于中焦，下络大肠，由胃之上口上膈，从肺系喉管上，横从腋下，行于心与心包络之前，下肘循手臂入寸口，上鱼际，至手大指内侧爪甲根少商穴止。肺为百脉之长，居喉舌之下，布散胸中之清气。气之浊者，传于三焦，三焦代为分决④。在外则主皮毛，皮毛者，肺之合也，是以风邪之来，肺先受之。肺受风邪，则发热鼻塞，或鼻流清涕，或咳或嗽，

---

① 肺：原作“周”据正字本改。
② 补中益气汤：原作“补中益翁”，据正字本改。
③ 太：原脱，据正字本补。
④ 决：原作“快”，据正字本改。

肺有风也。或咳嗽而喉疼鼻燥，肩痛掌热，肺有热也。肺有风则用香苏散，肺有热则用桑白皮散。太阴肺脏，脾相表里，与肾脏同一出源。脾主四肢，肺主皮毛，肾主水液。脾者，肾之关键也。关键有失，则水溢四肢，外溢皮毛。如其人四肢肿溢，脉得诸沉者，水肿病也。水溢四肢，则津液不入膀胱，小便必不利，肿胀而小便不利，脉沉者，真武汤主之。如仅腰以下肿者，宜利小便，五苓散主之。更有脾虚作肿，肺虚作肿。脾虚作肿者，面色痿黄，四肢浮肿，不思饮食，胸腹胀满，小便自利，法当重补脾胃，香砂六君子汤主之。肺虚作肿者，面色浮白，四肢肿溢，小便如常，参苓白术散。气肿、水肿，何以辨之？以手指重按肿处，必起微[1]窝，手起而肿与俱起者，气也。手起而少缓肿始起者，水也。但水肿之病不一，有风水，有皮水，有正水，有石水，有黄汗。风水者，其脉浮，外显骨节疼痛，发热恶风，越婢汤主之。皮水者，其脉亦浮，外症跗肿，不恶风，其腹如鼓，当发其汗，桂枝去芍药，加麻黄附子细辛汤。正水者，其脉沉迟，外症自喘，北方壬癸自病，阳不上通，溢于皮肤，跗肿腹大，喘呼不得卧，肺肾交病，麻黄附子杏仁甘草汤。石水者，其脉沉，外症腹满，不喘，水积胞中，坚满如石，不上大腹，通在厥阴肝经之地，即少腹疝瘕之类也，四逆汤。黄汗者，汗如黄柏汁，其脉沉迟，身发热[2]，胸满，四肢头面肿，久不愈，必至痈脓，导滞通幽汤。肺为华盖，高居膈上，邪若犯之，则咳嗽气喘。然咳嗽之病，有外感，有内伤，有虚，有实。外感之咳，风伤肺也，初起必头痛发热，鼻塞恶

① 微：原作“徵”，据正字本改。
② 热：原作“恶”，据正字本改。

寒，如咳而气喘，无汗发热者，寒伤肺也。肺风之咳，脉必浮，参苏饮。肺寒之咳，脉必浮而紧，小青龙汤。肺实者，肺有火也，肺火之咳，鼻必燥，痰必干而难出，右寸脉必洪大，可与黄芩知母汤。肺虚者，肺气损也，肺体属金，譬若钟然，钟撞必鸣，肺冲必咳，理之常也。肺损如钟破，钟破声必嘶，肺损声亦必嘶。然声音之发，起自丹田，肺之声嘶，肾之气败也。肺金生于脾土，若脾土虚弱，肺气不生，则咳而少气，不思饮食，五味异功散加桔梗。若肾水亏损，虚火上冲，咳则痛连腰背，甚则咳涎，金匮肾气丸。咳而两胁痛，不能转侧者，肝经咳也，止嗽散加柴胡、枳壳、赤芍。咳而喉中如梗，甚则咽肿喉痛者，心火灼肺也，止嗽散加桔梗、大力子。咳而右胁痛，痛引肩背，不可以动，动则咳剧者，脾经咳也，止嗽散加葛根、秦艽、玉京子。咳而呕苦水者属胆，止嗽散加黄芩、半夏、生姜。咳而遗屎者属大肠，止嗽散加白芍、赤石脂。咳而遗尿者属膀胱，止嗽散加茯苓、半夏。咳而失气者属小肠，止嗽散加白芍。咳而呕，呕甚则吐长虫者属胃，止嗽散去甘草加乌梅、川椒、干姜，有热者再加黄连。久咳不止，腹满多唾，面目浮肿者属三焦，止嗽散合五味异功散。至于肺经之咳，则咳而喘息有音，甚则唾血。唾血者，有虚有实。肺实唾血者，鼻燥喉干，右寸脉必有力，止嗽散加黑荆芥、紫苏、赤芍、丹参。肺虚唾血者，时自汗，口鼻不干燥，右寸脉必沉细，补肺阿胶散。若其人咳有浊唾，口吐涎沫，顷之遍地，口中不干燥，面白而浮肿，掌心热，右寸脉数而虚者，肺痿也，外台炙甘草汤。若肺痿吐沫不止，咽燥而闷者，千金生姜甘草汤。若张口短气，肺痿吐涎沫白痰，声嘶者，金被火伤，不治之症也。若其人吐唾脓血痰，气腥臭者，肺痈也。实由五脏内蕴之火，与胃中停蓄之热，上乘乎肺，肺受火热销灼，故成痈也。右寸脉数而实，面红鼻燥者，加减泻白散主之。

手太阴肺经列方

香苏散《局方》

治四时感冒，头痛、发热兼内伤，胸膈满闷，嗳气恶食。

香附炒　紫苏二钱　陈皮一钱　甘草七分

加姜葱煎[1]。

咳嗽加杏仁、桑皮，有痰加半夏，头痛加川芎、白芷，伤风自汗加桂枝，伤寒无汗加麻黄、干姜，伤风鼻塞、头昏加羌活、荆芥，心中卒痛加延胡索酒一杯，伤食加谷芽、山楂、神曲。

桑白皮散

治风寒咳嗽，肺经有热，及发寒、发冷者。

桑白皮炒　桔梗　川芎　防风　薄荷　黄芩　前胡　柴胡　紫苏　赤茯苓　枳壳　甘草

等分，姜三片，枣二枚，煎服。

真武汤仲景

治少阴伤寒，腹痛，小便不利，四肢沉重，身痛，自下利者，此为有水气。或咳、或呕、或小便利。及太阳病，发汗汗出不解，仍发热，心悸，头眩，筋惕肉瞤，振振欲擗地，气虚恶寒。

附子一枚，炮　白术二两，炒　茯苓　白芍炒　生姜三两

---

① 煎：原脱，据正字本补。

水煎服。

参苓白术散

治脾胃虚弱，饮食不消，或吐或泻。

人参　白术炒　茯苓　甘草炙　山药炒　扁豆炒　苡仁炒　陈皮　莲肉去心　砂仁　桔梗

为末，每三钱，枣汤或米饮调服。

越婢汤仲景

治风水恶水，一身悉肿，脉浮不渴，自汗出无大热者。

麻黄六两[①]　石膏八两　生姜三两　甘草三两　大枣十枚

恶风者加附子。

桂枝去芍药加麻黄附子细辛汤仲景

治四肢肿溢，其腹如鼓，口不渴而微恶寒，反发热者。

桂枝三两　生姜三两　甘草二两，炙　大枣十枚　麻黄二两　细辛二两　附子一枚，炮

先煮麻黄数沸去沫，入诸药煎服。

麻黄附子杏仁甘草汤仲景

治少阴水溢皮肤，跗肿腹大，喘呼不得卧，脉沉迟者。

麻黄二两　杏仁三两　附子一枚，炮　甘草二两，炙

如法煎服。

四逆汤仲景

治三阴伤寒，身痛腹痛，下利清谷，恶寒不渴，四肢厥痛冷，或反不恶寒，面赤烦躁，里寒外热，或干呕，或咽痛，脉

① 六两：正字本作“三两”。

沉微细欲绝。通治四肢厥冷①，小腹寒疝痛逆。

附子一枚，生用　干姜一两　甘草二两，炙

冷②服。

面赤者格阳于上也，加葱九茎以通阳；腹痛者，真阴不足也，加芍药二两以敛阴；咽痛，阴气上结也，加桔梗一两以利咽；利止脉不出，加人参二两，以助阳补气血；呕吐，加生姜二两，以散逆气。

导滞通幽汤

治脾湿有余，及气不宣通，面目手足浮肿。

木香五钱　白术五钱　桑白皮五钱　陈皮　茯苓一两

上㕮咀③，每服五钱，水二盏，去渣，空心温服。

小青龙汤仲景

治伤寒表不解，心下有水气，干呕发热而咳，或噎，或喘，或渴，或利，或小便不利，少腹满，短气不得卧。

麻黄去节　桂枝　芍药炒　细辛　甘草炙　干姜三两　五味子　半夏各半升

渴去半夏，加花粉；喘去麻黄，加杏仁；噎去麻黄，加附子；小便秘去麻黄，加茯苓。

金匮肾气丸金匮

治肾水亏败，相火不足，虚羸少食，咳嗽腰痛者。

地黄砂仁酒拌，九蒸九晒，八两　山茱萸酒润　山药四两　茯苓

① 冷：原作“阴”，据正字本改。

② 冷：原作“令”，据正字本改。

③ 㕮咀：用口将药物咬碎，以便煎服，后改用其他工具切片、捣碎或锉末，但仍用此名。

乳拌　丹皮　泽泻三两　附子一两①　肉桂二两　车前仁　牛膝一两

蜜丸空心盐汤下。

黄芩知母汤

治火嗽烦热。

黄芩　知母　桑白皮　杏仁　天花粉　山栀仁　川贝母　桔梗　生甘草

各一钱，水煎服。

止嗽散《心悟》

治诸般咳嗽。

桔梗　荆芥炒　紫菀炙　百部炙　白前炙。各二斤　甘草炒，十二两　陈皮水洗去白，一斤

上末，每服三钱，开水调下。初感风寒，姜汤调下。

肝咳加柴胡、枳壳、赤芍；心咳加桔梗、大力子；脾咳加葛根、秦艽、玉京；胆咳加黄芩、半夏、生姜；大肠咳加白芍、赤石脂；膀胱咳加茯苓、半夏；小肠咳加白芍；胃咳去甘草，加乌梅、川椒、干姜，有热再加黄连；三焦咳本方合五味异功散；肺热咳血加黑荆芥、紫苏、赤芍、丹皮。

补肺阿胶散钱乙

治肺虚有火，咳嗽无津液，痰中有血，口不燥者。

阿胶蛤粉，炒　人参　黄芪炙　五味子炒　紫菀炙　桑白皮炙　熟地　兜铃炙　甘草炙　糯米

等分煎，入蜜少许，和服。

① 一两：原脱，据正字本补。

外台炙甘草汤《外台》

治肺痿咳唾，心中温温液液[①]者。

甘草四两　桂枝三两　麦冬半升　麻仁半升　人参二两　阿胶二两　大枣三十枚　生地黄一斤

上九味[②]，以酒七升，水八升，先煮八味，取三升，去渣，入胶消尽，温服一升，日三服。

千金生姜甘草汤《千金》

治肺痿吐沫不止，咽燥而闷。

生姜五两　人参三两　甘草四两　大枣十五枚

上四味，以水七升，煮取三升，分温三服。

加减泻白散谦甫

治过饮伤肺，气出腥臭，唾涕稠黏，咽喉不利，口苦干燥，喘嗽气急。

桑白皮　地骨皮　黄芩　知母　麦冬　五味　桔梗

肺热成痈，吐痰腥臭者，加贝母、花粉，重加薏苡仁。

五苓散见太阳膀胱列方内

香砂六君子汤见阳明胃列方内

参苏饮见少阳三焦列方内

五味异功散见太阴脾列方内

足少阴肾经症治

肾经之脉，起于足小指，下趋足心，由涌泉穴走足内踝骨

---

① 心中温温液液：恶心剧甚，心中烦恼的意思。

② 九味：《外台》炙甘草汤中还有一味生姜。

陷中，入足后跟，上脚肚，入股内贯脊，与督脉会于脊中，属肾，络膀胱。其直者，从肾贯肝膈，挟舌本，循喉咙。其支者，从肺络心，上注于胸中，至膻中穴止。少阴伤寒之病，吐利，手足逆冷，但欲寐，脉沉细。若得之二三日，口中和，背微恶寒，反发热，脉沉者，麻黄附子细辛汤。若只身体疼痛，手足寒，骨节痛，脉沉者，附子汤。若吐利而手足厥冷，烦躁欲死者，吴茱萸汤。若下利脉微者，白通汤。若服白通而利不止，干呕而烦者，白通加猪胆汁汤。若腹痛而小便不利，四肢沉重，疼痛，自下利者，此为有水气，其人或咳，或小便利，或下利，或呕者，真武汤。若上吐下利，烦躁不得卧寐，四肢厥冷，或恶寒而蜷卧，循衣摸床者，阴阳将绝，不治之症也。若腹痛，小便不利，下利不止，便脓血者，桃花汤。夫肾者，天一之水，先天之本也。肾在脏为肾，在腑为腰，为命门，为胞胎；在穴为关元，为丹田，为气海，为真水，为真火。身中五脏六腑，全赖肾中真水滋养，尤赖命门真火熏蒸。人若好色，则欲火上腾，真阴亏损，阴亏则肾水干枯，火腾则真阳飞越，命门之火上冲，肾虚不能克制，肺金因而受伤，此吐血烦躁，喉舌壅肿之所由来也。然吐血之病，有虚有实，又有各经血症，不可不辨。如其人素无病，忽而吐血成盆成碗者，此胃经之火炎上也，平胃散加生大黄。若其人素虚弱，忽而吐血成盆成碗者，此脾虚不统，血上涌也，四君子汤重用人参，外用广三七，磨童便，对京墨汁冲服。若其人之血，由呕而出，或自两肋逆上者，肝经郁热也，逍遥散主之。若其人咳嗽痰涎，有血散漫痰中者，肾之血也，尺脉数而有力者，六味地黄汤；数而无力者，桂附地黄汤。若其人咳吐痰涎，痰中有血如红缕者，肺之血也，右寸脉数而有力者，三才封髓丹；数而无力者，十四味建中汤。

若其人面色痿黄，阳气虚衰，吐血成升斗者，初用花蕊石散以化之，随用独参汤以补之，继用八珍汤以调之。若其人吐血成块，四肢逆冷，小腹时痛，或骨节痛，脉沉微者，脏有寒也，附子理中汤。若其人并未吐血，一时四肢逆冷，小腹急痛者，亦用附子理中汤。若其人强壮，用力太过，伤力而吐血，及跌扑损伤而吐血者，则用泽兰汤行之。总之，治血症之法，无论男女虚实①，以止血为先，以清热为次，以补养脾胃为收功要着。盖脾胃为气血之海，未有吐血而不损伤脾胃者。至于喉舌壅肿，亦有虚实之别，实则用清，虚则用补，此处危疑，顷刻即关生死，医者万不可稍事忽略。如其咽喉肿痛，或舌根肿硬，或两旁破烂，面赤口干舌燥，尿赤或短涩而黄，渴欲饮水，心中烦，大便秘，尺脉数而有力者，火烁肺金也，普济消毒饮或利膈汤。若其人咽喉肿痛，食不下咽，及点水不能入口，舌不燥，口不渴，或口渴而不欲饮水，小便清白，或小便长而微黄，尺脉沉细，或微数而无力者，龙雷之火上腾也，先服童便一盏，接服金匮肾气丸，以引火归元，切不可妄用凉药。

足少阴肾经列方

麻黄附子细辛汤仲景

治伤寒少阴症，始得之，反发热，脉沉者。

麻黄　细辛二两　附子一枚，炮

先煮麻黄，去沫，入诸药煎。

附子汤仲景

治少阴病，身体痛，手足寒，骨节痛，脉沉者。

---

① 实：原作“富”，据正字本改。

人参二两　附子一枚，炮　白术二两，炒　茯苓　白芍三两

水煎服。

吴茱萸汤仲景

治阳明症，食谷欲呕。若得汤反剧者，则属上焦。又少阴症吐利，手足冷，烦躁欲死。及厥阴症干呕，吐涎，头痛。

吴茱萸一升，炮　人参三两　大枣十二枚　生姜六两

水煎服。

白通汤仲景

治三阴伤寒，身痛腹痛，下利清谷，恶寒不渴，四肢厥冷，或反不恶寒，面赤，烦躁，里寒外热，或干呕，或咽痛，阳格于上，脉沉微细欲绝者。

附子生用，一枚　干姜一两　葱四茎

水煎服。

白通加猪胆汁汤

即于前方内加猪胆汁。又加人尿，名白通加人尿猪胆汁汤。治少阴病，下利，脉微，服白通汤格拒者。

桃花汤仲景

治少阴病下痢便脓血。

干姜一两　赤石脂一斤　粳米一升

水煎服。

平胃散《局方》

治脾有停湿，痰饮痞膈，宿食不消，满闷呕泻，及山岚瘴气，远行不服水土。

苍术泔浸，二钱　厚朴姜炒　陈皮去白　甘草炙，一钱

加姜、枣煎服。

伤食加神曲、麦芽；湿胜加五苓散；痰多加半夏；脾倦不思饮食，加人参、黄芪；痞满加枳壳、木香；大便秘加大黄、芒硝；小便赤涩，加猪苓、泽泻、木通；伤寒头痛，加羌活；伤风头痛，加荆芥、防风；素①来无病，忽然吐血成盆成碗者，依本方重加生大黄。

逍遥散《局方》

治血虚肝燥，骨蒸劳热，咳嗽，潮热，往来寒热，口干便涩，及妇人经水不调。

柴胡　当归酒拌　白芍酒炒　白术土炒　茯苓一钱　甘草炙，五分

加煨姜、薄荷煎服。

本方加丹皮、栀子名八味逍遥散，薛氏用治怒气伤肝，血少目暗。又治肝经郁热，咳嗽吐血者。

三才封髓丹《拔萃》

降心火，益肾水，滋阴养血，润而不燥。

天门冬　熟地黄二两　人参一两　黄柏酒炒，三两　砂仁两半　甘草七钱半，炙

面糊丸，用苁蓉五钱，切片，酒一大盏，浸一宿，次日煎汤下。

十四味建中汤

治气血不足，虚损痨瘵，短气嗜卧，及阴症发斑，寒甚脉微者。又治虚劳吐血。

① 素：原作“数”，据正字本改。

黄芪炙　人参　白术土炒　茯苓　甘草炙　半夏炒　当归酒洗　白芍炒　熟地　川芎　麦冬　肉苁蓉　附子　肉桂

加姜、枣煎。

花蕊石散

能化瘀血为水，而不动脏腑，真神药也。

花蕊石一斤　明硫磺四两

入瓦罐，封口，铁线紧扎，盐泥包裹，晒干，硬炭围定，炼二柱香，细研筛过。每服二钱，童便、热酒调服。

八珍汤

治心肺虚损，气血两虚，及胃损饮食不为肌肤，及一切虚劳吐血，真阴亏损，虚阳外泄，诸症蜂起者。

人参　白术　茯苓　甘草　熟地　当归　川芎　白芍

各等分，加生姜、大枣，水煎服。

独参汤

治阳虚欲脱。

人参三两

无人参者，以黄芪、白术代。浓煎汁服。

附子理中汤仲景

治伤寒太阴病，自利不渴，寒多而呕，腹痛粪溏，脉沉无力，或四肢拘急厥冷，或结胸吐蛔，及感寒霍乱，中寒腹痛，小腹急痛，蜷卧沉重，利不止者。

白术二两，土炒　人参　干姜炮　甘草一两，炙　附子一枚

每服四钱。

泽兰汤

治闪挫跌仆，瘀血内蓄，转侧若刀锥之刺。

泽兰三钱　丹皮　牛膝一钱，炒　桃仁十粒，去皮尖　红花五分　当归尾五钱　广三七一钱　赤芍药一钱五分

水煎，热酒冲服。

普济消毒饮东垣

治大头天行，初觉憎寒体重，次传头面肿盛①，目不能开，上喘，咽喉不利，口渴舌燥。

黄芩酒炒　黄连五钱，酒炒　陈皮去白　甘草生　元参二钱　连翘　板蓝根　马勃　大力子　薄荷　僵蚕　升麻　柴胡　桔梗二钱

为末，汤调，时时服之，或蜜拌为丸，噙化。

真武汤见太阴肺列方内

四君子汤见太阴脾列方内

六味地黄汤　**桂附地黄汤**俱见太阳膀胱列方内

金匮肾气丸见太阴肺列方内

利膈汤见少阳三焦列方内

手少阴心经症治

心脉起于心经，下膈络小肠。其支者，上挟咽，系目系。其直者，从心系上肺腾，下腋循臑，由太阴肺、厥阴心包络之后，下行至肘，循手臂抵掌后尖骨，至手小指少泽穴止。心与肾同是少阴，心肾若交，则百体从令，人无疴疾；心肾若不交，则百病丛生，多致危殆。夫心者血之主，火之华也。心如过用，

① 盛：极，甚。

则血虚；精如耗散，则血虚；气如伤损，则血虚。血虚之症，为惊悸，为不得眠，为健忘，为怔忡，为自汗，为盗汗，为消渴，为淋，为浊，为遗精梦泄。惊者，心有所触而惊；悸者，心无所触，而亦惊也，皆心虚也，秘旨安神丸或七福饮。心虚则阴不能敛，故不得眠，安神定志丸。荣血虚少，则心失其养，故事多健忘，养心汤主之。怔忡者，心中跳动，惕惕然不自安也，养心汤或天王补心丹。自汗者，阳虚不能固阴也，牡蛎散。盗汗者，阴虚不能敛阳也，柏子仁丸。消渴者，饮一溲二，肾之衰，心之败也，消渴而腰疼痛者，肾沥散。消渴而两腿渐细，腰脚无力者，白茯苓丸。如其人消渴，烦躁咽干，面赤者，心有热也，生地黄饮子。遗精者，无感而遗；梦泄者，有感而泄。皆思欲不遂，心火动而相火随也。亦有色欲过度，精滑而不禁者；亦有用心过度，心不摄肾而遗者；亦有壮盛之人，久无色欲，精满而自遗者。无感遗精者，茯菟丹；有感梦泄者，清心丸；不摄者，养心汤；精滑者，金锁固精丸。淋者，便滴如膏，出于心，萆薢分清饮；浊者，色白如涎，出于肾，治浊固本丸。遗精白浊者，心肾交病，水陆二仙丹。精满而遗者，不药自愈。至于血泄者，大便下血也。衄者，清涕长流。衄者，鼻血不止[1]，皆心火乘肺之病也。火亦有虚有实，虚火者，小便如常，口不干，舌不燥，宜用补，百合固金汤；实火者，咽干口渴，小便短赤，宜用清，龙脑鸡苏丸。失心躁狂，弃衣怒骂，不避亲疏，谵语不伦，甚则踰垣上屋，此心火郁结，初则大承气汤，久则生铁落饮。若只烦躁发狂，谵语而不甚猛烈者，黄连解毒

① 止：原作“上”，据正字本改。

汤，加①卷心竹叶②主之。

手少阴心经列方

秘旨安神丸

治惊悸心惕，神魂失守者。

人参　枣仁　茯神　半夏二钱　当归　白芍炒　橘红钱半　五味子十粒　甘草五分，炙

生姜煎服。

七福饮

治心虚血少，惊悸不安。

人参　熟地三钱　当归　枣仁　白术钱半　炙草一钱　远志五分

煎服。

养心汤

治心虚血少，神气不安，怔忡惊悸。

黄芪炙　茯苓　茯神　当归酒洗　半夏曲一两　甘草炙，一钱　川芎　柏子仁去油　酸枣仁炒　远志肉去心炒　五味子　人参　肉桂二钱半

共为末，每服二钱。

天王补心丹终南宣律师课诵劳心，梦天王授以此方，故名

治思虑过度，心血不足，怔忡健忘，心口多汗，大便或秘或溏，口舌生疮等症。

---

① 加：原作“相”，据正字本改。
② 卷心竹叶：原作“竹卷心叶”，据正字本乙正。

生地四两，酒洗　人参　元参炒　丹参炒　茯苓一用茯神　桔梗　远志五钱，炒　酸枣仁炒　柏子仁炒研去油　天冬炒　麦冬炒　当归酒洗　五味子一两，炒

蜜丸弹子大，朱砂为衣，临卧灯心汤下一丸，或噙化。

一方有石菖蒲四钱，无五味子。一方有甘草。

牡蛎散

治阳虚自汗。

牡蛎煅研　黄芪　麻黄根一钱　浮小麦百粒

水煎服。

柏子仁丸

治阴虚盗汗。

柏子仁炒研去油，二两　人参　白术　半夏　五味子　牡蛎一两　麻黄根一两　麦麸五钱

枣肉丸，米饮下五十丸，日三服。

白茯苓丸

治肾消，因消中之后，胃热入肾，销烁肾脂，令肾枯燥，遂致两腿渐细，腰脚无力。

白茯苓　覆盆子　黄连　瓜蒌根　萆薢　人参　熟地黄　石斛　蛇床子各七钱　鸡膍胵①三十具，微炒

共为细末，炼蜜和捣三五百杵，丸如梧子大，每服三十丸，食前煎磁石汤送下。

肾沥散

治消渴，肾气虚损，发渴，小便数，腰疼痛。

① 鸡膍胵（bìchī 必痴）：鸡的脾胃。膍，脾也；胵，胃也。

鸡肶胵微炒　远志去心　人参　桑螵蛸微炒　黄芪　泽泻　熟地黄　桂心　白茯苓　龙骨　当归各一两　麦门冬去心　川芎各二两　元参　炙甘草各半两　磁石半两，研碎淘去赤汁

上剉碎，每服用羊腰一对，切去脂膜，先以水一盏半，煮腰至一盏，去水上浮脂及腰，次入药五钱，生姜五分，煎至半盏，去渣空心服，晚食前再服。

生地黄饮子《易简》

治消渴咽干，面赤烦躁。

人参　生干地黄　熟干地黄　黄芪炙　天门冬　麦门冬　枳壳麸炒　枇杷叶　泽泻　甘草炙。各等分

上剉散，每服三钱，水一盏①，煎至六分，去渣，食远临卧顿服。

茯菟丹《局方》

治遗精白浊及强中消渴。

菟丝子十两　五味子八两　石莲肉　白茯苓三两　山药六两

将菟丝用酒浸过，浸过余酒煮山药糊为丸。漏精盐汤下，赤浊灯心汤下，白浊茯苓汤下，消渴米饮下。

清心丸

治心火，止梦泄。

生地四两　丹参二两　黄柏五钱　牡蛎　山药　枣仁　茯苓　茯神　麦冬一两五钱　五味子　车前子　远志一两

用金樱子熬膏为丸，如梧桐子大，每服五十丸，开水下。

---

① 盏：原作“盖”，据正字本改。

金锁固精丸

治精滑不禁。

沙苑蒺藜炒　芡实蒸　莲须二两　龙骨酥炙　牡蛎盐水煮一日夜，煅粉一两

莲子粉糊为丸，盐汤下。

治浊固本丸

治肾中湿热，渗入膀胱，下浊不止。

莲须　黄连炒，二两　黄柏　益智仁　砂仁　半夏姜制　茯苓一两　猪苓二两　甘草炙，三两

上蜜丸，米饮下。

水陆二仙丹

治遗精白[1]浊。

金樱膏取半黄者熬膏一斤，熟则全甘而失涩味　芡实一斤煮熟为粉

和丸，盐汤酒下。

百合固金汤戢庵[2]

治肺伤咽痛，喘咳痰血，及鼻衄便血。

生地黄二钱　熟地黄三钱　麦冬钱半　百合炒　芍药炒　当归　贝母　生甘草一钱　元参　桔梗八分

水煎服。

龙脑鸡苏丸《局方》

治肺有郁热，咳嗽吐血，衄血，下血，热淋，消渴，口臭口苦，又能清心明目。

---

① 白：原作“日”，据正字本改。

② 戢庵：诸本同，疑误。

鸡苏叶一两六钱，一名龙脑薄荷 生地黄六钱 麦冬四钱 蒲黄炒 阿胶炒 木通 银柴胡二钱 甘草钱半 黄芪 人参一钱

先将木通、柴胡浸二日，熬汁，地黄浸汁，熬膏，再用蜜三两，炼过和丸，梧子大，每服二十丸，开水下。一方有黄连。

安神定志丸见少阳胆列方内

萆薢分清饮见太阳小肠列方内

大承气汤见阳明胃列方内

黄连解毒汤见阳明大肠列方内

生铁落饮见厥阴心包络列方内

足厥阴肝经症治

肝经之脉，起于足大指之端，循足跗，上内踝，出太阴脾脉之后，入腘中，循股入毛际，绕阴器，上抵小腹，挟胃属肝，上贯胸膈，布于胁肋，循喉咙，络舌本，上连目系，出额颅，与督脉会于巅顶。其支者，从肝别贯膈，上注于肺，至中焦肺经止。厥阴之为病，消渴，气上撞心，心中痛，心中热，饥而不欲食，食则吐蛔，手足厥冷，呕逆吐泻。盖厥阴邪甚，则肾水为之消，肾为肝母也，肾消则饮水以自救，故消而且渴，其渴不为水止也，金匮肾气丸。气上撞心者，肝气通于心，心为肝子，母盛则子实，故气上撞心，而心疼心热也。实则左关脉弦数，柴芩煎；虚则左关脉弦细，左金丸。食则吐蛔者，胃受水制，胃中饥，蛔故闻食气而出也，乌梅丸。若呕逆吐泻，手足厥冷，小腹时痛者，脏无真阳，阴气横塞也，附子理中丸。肝主筋，筋热则纵，筋寒则缩，转筋入腹者，肝经受寒，邪气

上犯太阴也，奔豚丸。若其人心痛彻背，背痛彻心者，此阴阳混淆，气血交乱也，瓜蒌半夏白酒薤白汤。肝又主风，外受风邪，则内风与之相感召。若其人眉梢骨痛，咽干口燥者，风热盛也，利膈汤或空青膏。若痛久而头目眩晕者，血虚风燥也，逍遥散。若其人睾丸疏纵，名曰偏坠，肝有热也，柴胡疏肝散。若其人囊缩舌卷，爪甲青，口鼻气冷，小腹急痛，四肢厥逆，尺脉沉迟，或若有若无者，寒中厥阴也，回阳救急汤。腰为肾府，肝主筋，肾虚不能荣筋，肝虚不能扶肾，故腰痛而难以俯仰，尺脉沉细者，桂附地黄丸。若细而带数，数而无力，便结尿赤，虚火时炎者，去桂附加杜仲、续断。若其人腰痛似脱，重按稍止，脉细弱无力者，六君子汤加杜仲、续断。寻常小腹疼痛，多属疝瘕、奔豚之类，古人更立痃癖癥瘕之名。痃者，如弓弦而扛起也；癖者，隐癖沉附着骨也；癥则有块可征，犹之积也，多属于血；瘕则忽聚忽散，犹之假也，多属于气；奔豚者，如江豚之上窜，肝气上冲也，通用橘核丸。

足厥阴肝经列方

柴芩煎

治内火上冲，或为痢、疟、头痛诸症。

柴胡　黄芩　栀子　泽泻钱半　木通　枳壳一钱

水煎服。

左金丸又名茱连丸

治肝火燥甚，左胁作痛，吞酸，吐酸，筋疝，痞结。亦治噤口痢，汤药入口即吐者。

黄连姜炒，六两　吴茱萸盐水泡，一两

水丸①，开水吞服。

乌梅丸仲景

治伤寒厥阴症，寒厥吐蛔，亦治胃腑发咳，咳而呕，呕甚则长虫出，亦治久痢。

乌梅三百个　细辛　桂枝　人参　附子炮　黄柏六两　黄连二斤　干姜十两　川椒去汗　当归四两　苦酒醋也

用苦酒浸乌梅一宿，去核，蒸熟，和药蜜丸。

奔豚丸

治小腹气结作痛，通治诸疝。

川楝子一两　茯苓　橘核一两　肉桂三钱　附子　吴茱萸五钱　荔枝核八钱　小茴香　木香七钱

以神曲三两，打糊为丸。

瓜蒌半夏薤白汤《金匮》

治胸痹不得卧，心痛彻背，背痛彻心。

瓜蒌一枚　薤白三两　半夏一升　白酒四升

水煎，温服。

空青膏东垣

治偏正头痛，年久不愈，及风湿热上壅头目及脑，苦痛不止者。

黄芩酒炒　黄连酒炒　羌活　防风一两　柴胡七钱　川芎五钱　甘草炙，两半

为末，每服三钱，茶调如膏，白汤送下。

如少阴头痛，加细辛；太阳头痛，脉缓有痰，去羌活、防

① 丸：原作“九”，据正字本改。

风、川芎、甘草，加半夏；如偏头风，服之不愈，减羌活、防风、川芎一半，加柴胡一倍；如自汗发热，恶寒而渴，此阳明头痛，只与白虎汤加白芷。

柴胡饮

治外有邪而内有火，及肝燥胃渴者。

生地　白芍二钱　黄芩钱半　柴胡　陈皮八分　甘草五分

水煎服。

柴胡疏肝散

治肝气肋痛，及睾丸偏坠者。

柴胡　陈皮二[①]钱二分　川芎　赤芍　枳壳　香附一钱，醋炒　炙甘草五分

回阳救急汤节庵

治三阴中寒，初病身不热，头不痛，恶寒战栗，四肢厥冷，引衣自盖，蜷卧沉重，腹中吐泻，口中不渴，或[②]指甲、唇青，口吐涎沫，或无脉，或脉沉迟无力。

附子　干姜　肉桂　人参五分　白术　茯苓一钱　陈皮七分　半夏七分　甘草三分　五味子九粒

加姜煎。无脉加猪胆汁；泄泻加升麻、黄芪；呕吐加姜汁；吐涎沫加盐炒吴茱萸。

橘核丸《济生》

治四种㿗疝。茎囊睾丸肿硬，不痛不痒为㿗疝，亦有引脐腹绞痛者。四种者肠㿗也，卵㿗也，水㿗也，气㿗也，皆寒湿

---

① 二：正字本作“一”。
② 或：原作“底”，据正字本改。

之为病也，主用此丸。

橘核　川楝子　海藻　海带　昆布　桃仁二两　元胡　厚朴　枳实　木通　桂心　木香五钱

酒糊丸，盐汤或酒下。

金匮肾气丸见太阴肺列方内

附子理中丸见少阴肾列方内

利膈汤见少阳三焦列方内

桂附地黄丸见太阳膀胱列方内

六君子汤见太阴脾列方内

手厥阴心包络经症治

包络之脉，起于膻中，属心包，下膈络三焦。其支者，出胁，下腋，循臑内，从太阴肺、少阴心两脉中间走，入肘，下臂，从掌后两筋横纹陷中行掌心，出手中指，至中冲穴止。包络所以辅心，代心君而用事。心不能受外邪，外邪之所犯者，皆心包络也。包络之病，即心病。包络如受邪，则胸胁支满，心为之痛。支满者，痰也。脉虚者，苓桂术甘汤；脉实者，清气化痰丸。心中跳动不安，烦躁有加者，热也，知柏四物汤；心中跳动，不躁不烦者，虚也，养心汤。若其人面赤腋肿，咽干口渴，舌燥喉痛者，火热盛也，清咽太平丸。若口渴心烦，肘痛而掌热者，火兼风也，空青膏。火郁太甚，则发为疯狂，疯狂者，发作刚暴，詈骂不避亲疏，甚则踰垣上屋，此火结而痰聚也，初服大承气汤，次服犀角地黄汤或生铁落饮，后服白金丸。癫也者，似疯似狂者也，或歌，或泣，或笑，或骂，喜怒不常，语言颠倒，一时如见神鬼，一时清白无事。此志愿不遂，忧思郁结而成，与狂症有天渊之隔，宜用柏子解郁汤及白金丸。若其人如醉如梦，秽洁不知，高低不辨，并无清醒之时者，痰火闭也，只服白金丸。痫也者，忽然发作①，眩②仆倒地而不知者，甚则瘛疭抽掣，目邪③口㖞，痰涎直流，叫喊作六畜声，皆痰病也。发痫时，不必服药，痫定后，先服控涎丹，随服涤痰汤一二剂，接服六君子汤加僵蚕、全蝎二三剂，改服六君子汤加竹沥、姜汁，必须服至数十剂，方能痊愈。盖四君子汤，为补气补脾之圣药，痰涎乘乎气虚，出于脾胃，气旺脾强，则痰无容留之地。方中半夏、陈皮，直入脾中，以涤痰而理气，更加竹沥，入经络，以搜痰，助以姜汁者，开络行窍，俾痰涎默为运化，不致再有凝滞之虞也。此方平而无奇，用而有效，慎勿冒险贪功，妄用猛烈重坠之剂，使痰涎流入脏腑，痫病终身莫除，是所望于存心济世者。

手厥阴心包络列方

苓桂术甘汤《金匮》

治心下痰饮，胸膈支满，目眩。

茯苓四两　桂枝　白术三两　甘草二两

水煎服。

清气化痰丸

治热痰。

---

① 作：原作“什”，据正字本改。

② 眩：原作“昡”，据正字本改。

③ 邪：通“斜”。《诗经·小雅·采菽》：“赤芾在股，邪幅在下。”

半夏姜制　南星两半　橘红　枳实麸炒　杏仁去皮尖　黄芩酒炒　瓜蒌仁去油　茯苓一两

姜汁糊丸，淡姜汤下。

知柏四物汤

治心热躁烦，跳动不安。

生地　川芎　当归　白芍　知母炒　黄柏炒

等分煎服。

清咽太平丸

治膈上有火，早间咯血，两颊常赤，咽喉不清。

薄荷半[①]两　川芎　防风　犀角　柿霜　甘草二两　桔梗三两

蜜为丸。

犀角地黄汤《济生》

治伤寒胃火热甚，吐血，衄血，嗽血，便血，蓄血如狂，漱水不欲咽，及阳毒发癍，又治火热疯狂。

生地黄两半　白芍一两　丹皮　犀角三钱半，角尖尤良

每服五钱。热甚如狂者，加黄芩一两；因怒致血者，加栀子、柴胡。

生铁落饮

治心热发狂，詈骂不避亲疏。

天冬　麦冬　川贝三钱　胆星　橘红一钱　远志　石菖蒲　连翘　茯苓　茯神一钱　元参　钩藤　丹参钱半　朱砂五分

用生铁落煎熬三柱线香，取此水煎服。

① 半：原作“十”，据正字本改。

柏子解郁汤

治思欲不遂，及忧愁过甚，心中恍惚成癫者。

新鲜柏子五十粒，炒微黄　首乌八钱，制　白芍四钱　黄连一钱　香附四钱　木香二钱　当归四钱，炒　白术四钱，炒　茯苓二钱　甘草二钱，炙

水煎温服。

白金丸

治癫狂失心及十余年者，均经效验，奇方也。

白矾三两　郁金子七两

薄荷糊丸。

控涎丹一名妙应丸《三因方》

治人忽患胸背、手足、腰项、筋骨牵引钩痛，走移不定，或手足冷痹，气脉不通，此乃痰涎在胸膈上下，误认作瘫痪者非也。

甘遂去心　大戟去皮　白芥子

等分为末，糊丸，卧时姜汤下五七丸至十丸，痰猛加丸数。

脚气加槟榔、木瓜、松枝、卷柏，惊痰加朱砂、全蝎，惊痰成块加穿山甲、鳖甲、延胡，热痰加盆硝，寒痰加胡椒、丁香、干姜、肉桂。

涤痰汤严氏

治中风痰迷心窍，舌强不能言。

半夏姜制　胆星二钱五分　橘红　枳实　茯苓二钱　菖蒲一钱　人参一钱　竹茹七分　甘草五分

加生姜煎服。

养心汤见少阴心列方内

大承气汤见阳明胃列方内

六君子汤见太阴脾列方内

卷末

医案类录弁言

医之治病，如吏之治狱，与例合者，照例科断，与例未合者，援例比拟，是以案无留牍。医者法此以治病，又有何疾之不瘳哉。喻嘉言先生所著《寓意草》，每于常法之外，别参妙谛，治多奇验。余爱慕之，勉而效颦。闲遇奇险诸症，无不细心揣摩，迎合《内经》，参考仲景，有与古治合者，恪遵古法，有与古法不合者，别运神思，考古证今。立方主治，一经获效，即立案存记，用以自镜得失，不敢妄邀虚誉也。友人见余图说症治之刻，诸君子尚不以为狂谬，劝将医案附刻篇末。噫，是何言哉，益滋愧矣。唯念今之温热，即古之伤寒，同是时行热症。汉代以前在冬，汉代以后在夏。人事既有变迁，天时岂无转移。名贤注论医书，均谓今时正伤寒百无一二，温热病十有八九。抑知巳与亥同宫异位，子与午亦同宫异位，亥子之月病者为伤寒，巳午之月病者，独不可谓伤寒乎。此种疑团，固结于心，未遇高明，终身莫解。勉从友人之议，将医案分类附刻，藉以就正四方，开其茅塞。知我罪我，奚暇计哉。

大清光绪十九年岁次癸巳季夏月蜀都茂亭氏罗定昌自识

头痛类

头痛一症，六经皆有，太阳之痛在头，阳明之痛在头额，少阳之痛在头角，厥阴之痛在眉梢骨，少阴之痛在巅顶①，太阴之脉不上头，是以太阴无头痛也。但手太阴之肺与手阳明之大肠相表里，足太阴之脾与足阳明之胃相表里，太阴之病传出阳明，亦有头额胀痛，阴症变而为阳也。唯其中有虚、有实、有风、有寒、有痰、有湿、有火、有时行瘟疫，治之者不可不辨。若太阳头痛，鼻流清涕，发热，自汗，脉浮缓者，伤于风也，主以桂枝汤。若头痛而发热无汗，脉浮紧者，伤于寒也，主以麻黄汤。若气血亏损，清阳不能上升，浊阴因而僭越，或气或血，各当审其所因。因于血虚者，日轻夜重，加味逍遥散。因于气虚者，日重夜轻，补中益气汤。若其人口渴饮冷，头筋痛而扛起者，胃经实火上冲也，脉必浮大，主以加味升麻汤。若头痛而胸膈不利，动则眩晕者，痰也；若头痛而身体重着，脚软无力者，湿也。均主以半夏白术天麻汤。若脑痛连齿，手足发厥，口鼻气冷者，客寒犯脑也，羌活附子汤主之。若头痛而脚面浮肿，腰膝酸软者，肾气衰而虚火上腾也。肾水虚者，脉数而无力；肾火虚者，脉大而无力。水虚者，六味地黄丸；火虚者，八味地黄丸。若其人头大如斗，肿及耳前后者，天行时疫也，普济消毒饮。若头中雷鸣及痛起核块者，痰火交煽也，清震汤。此治头痛之大略也。果能将症认确，按病投方，未有不立起沉疴者。

桂枝汤

桂枝　白芍　甘草　生姜　大枣

---

① 巅顶：原作“头颊”，据正字本改。

水煎服。

麻黄汤

麻黄　桂枝　杏仁　甘草

水煎热服。

加味逍遥散

柴胡　甘草　茯苓　白术　当归　白芍　山栀　薄荷

水煎服。

补中益气汤

人参　白术　黄芪　当归　升麻　柴胡　陈皮　甘草　生姜　大枣

水煎服。

加味升麻汤

升麻　葛根　赤芍　甘草　石膏　薄荷　灯心

水煎服。

半夏白术天麻汤

半夏　白术　天麻　陈皮　茯苓　甘草　生姜　大枣　蔓荆

虚者加人参。

羌活附子汤

羌活　附子　干姜　甘草

水煎服。

六味地黄丸

熟地　萸肉　山药　茯苓　丹皮　泽泻

八味地黄丸

即前方内加附子、肉桂。

普济消毒饮

甘草　桔梗　黄芩　黄连　马勃　元参　连翘　橘红　柴胡　薄荷　大力　升麻

便闭者加大黄。

清震汤

升麻　苍术　薄荷　甘草　陈皮　蔓荆　荆芥　新鲜荷叶

水煎服。

附录医案

韦寄庵先生，素珍调摄，偶于新秋进浴，浴后取凉，阴寒直入少阴肾脏。一日之间，头痛发热，身体无汗，背微恶寒。愚适馆于某第，诊其脉六部俱属沉细，正与伤寒少阴证，得之一二日，口中和，反发热，微恶寒者相合，主以麻黄附子细辛汤。因恐药力过峻，加甘草以缓其性，引用生姜，大枣，以调和其内。先生畏不敢服，转商别医，致使寒邪深入，变成烦躁。夫烦者，心也。躁者，肾也。其传变乃少阴应有之候，此时但以栀子、黄连，稍清其热，不难取效。医者误为伤暑，且重其名曰暑瘟。一切香茹、滑石，大剂混投，阴复受伤，阳无所附。症变肉瞤筋惕，两耳俱沉，闭目鼾睡，小便短涩，大便不通，视人亦目不转睫。医者又以为少阳胆症，药加数剂，日近危殆。竟至面赤目瞪，明是虚阳飞越，若不急与回阳，为害匪细。愚力与争，且将始得与转变缘由，详细辩论，医者始转语曰，此症固需温药，但用之早晏有时耳，嗣后即进温药。不治少阴本症。愚复与争，旁观者声色俱厉矣。然方虽不得主，方未尝不可拟也。其方当用桂枝五钱，以通畅阳气，调和血脉，使膀胱之气得以运化，大小便不利自通；佐以细辛五分，使其直入少阴，驱寒达窍；复用生芍三钱，收其肝肾之气，使其不得上冲，且能滋阴，并可监制桂枝，不使发汗；再以附片三钱，鼓其阳气，散其阴霾，正如丽日当空，群阴俱灭；再用炙草二钱，扶持脾土，使诸药得以转运；引用生姜、大枣，一以宣布五阳，一以固守中州，了无遗义。再三婉商，迸之弗用，诚可惜也！但医者因愚之争，加以附片，阳气立回，但头痛仍不能止，次日督用细辛五分，且将此少阴症，反复辩论。盖三阴经本无头痛，因与太阳同病，故有头痛，太阳与少阴相为表里者也。且此时昼夜鼾睡，岂非阴乎？至耳沉一症，亦属少阴。缘耳窍之脉，属于少阳，而其所以司启闭者，仍是少阴也。况新加两腰疼痛，两膝硬冷，腰为肾腑，膝为肾关，此所以确知其为少阴症也。医者默然。次日头痛亦解，诸症皆平，惟阴阳剥削太甚，一身动履维艰耳。幸先生保养有日，虽受毒药淘洗，尚易复原。愚虽未悉轩岐之奥，而于此症认之甚确，是以争之甚力也。

先生讳以信，云南昆明人，以乙榜遇挑签发四川，历任井研、威远、仁寿等县。昌发华阳县案首时，主试者王书舫先生，阅卷者韦寄庵先生也。以昌寒苦，延馆其第，藉以攻习举业，朝夕便于讲论。先生望昌之心甚厚，昌受先生知遇，欲思图报。所以不避嫌怨，争之不置也，首录于此，以志不忘。

李万有之妻，新产冒风，发热头痛。因未产前一日，偶脱衣服，感受风邪，产后即大热不止。其妻弟亦业医者，妄用麻黄、石膏、酒军、连翘等药。遂至巅顶头痛，喘咳不止，仅存一息。延予诊治，其脉均在六至以上。问之始得其故，急与养血滋阴，祛风敛气之品。方用生地四钱，制首乌八钱，当归一两，法夏四钱，广皮一钱，沉香一钱，炒黑荆芥三钱，炒黑白芷三钱，潞党参五钱，盐炒附片三钱，细辛五分。次服减半附，三服而愈。当其未服药之先，其妻弟再三力阻，万有坚不肯听，此非万有之信任于子，乃此妇之命不该绝也！虽起一生于九死，实不敢自以为功，但愿世之医产妇产后伤风者，务当先顾其气血。盖新产之后，其血必亏，气随血下，焉能无损？慎勿妄用猛毒之药，肆其攻伐，视人命如草菅焉可也。

或问曰：此妇之病，汝用党参固气，当归养血，首乌敛气，生地滋阴，法夏、沉香、广皮以利痰而止咳，固所知也。其用荆芥、白芷驱风，而必令其炒黑，且六脉均在六至以上，明是脏腑热极，汝初服敢用附子，果何以故？予应之曰：明乎哉问也！其用白芷、荆芥而必炒黑者，以荆芥入厥阴，白芷入阳明。厥阴为血脏，阳明为血海。新产之妇，余血未净，必多淋漓，于散风之中而即藉以变其旧血，养其新血，红见黑即止。是以荆芥、白芷必炒黑，而后能收其效也。六脉之形，原似热极，此时虽当意会，以新产之人，其脉必虚，因医者妄用麻黄、细辛，强逼血液，六脉因而腾沸。附子以收敛诸阴，脉静即止，是以二服不用也。若照寻常脉象，指以为热，岂不误事？或人之疑乃解。

咽喉肿痛类

咽之为言嚥也，下通食管，所以嚥纳饮食也。喉之为言候也，下通气管，所以候气出入也。手太阳之脉，循咽嗌；足太阳之脉，循喉咙；手太阴之脉，从肺系绕喉咙；足太阴之脉，挟喉咙，绕舌本，止于舌根；手少阴之脉，上挟咽，下络小肠；

足少阴之脉，挟舌本，循喉咙；足厥阴之脉，循喉咙，络舌本，上连目系，出额头，与督脉会于巅顶；手厥阴之脉，起于膻中，从太阴肺、少阴心两脉中间走，入肘下臂，不上喉咙。此咽喉脉络之明辨也。咽喉之病，挟热者，十之六七；挟虚与虚寒者，十之二三；风寒包火者，则十之八九。古人通谓喉症为喉痹。夫痹者，闭也。闭塞气之出入，食之道路也。因于火者，脉必数；因于风者，脉必浮；因于寒者，脉必紧；因于虚者，脉必沉；因于虚寒者，脉必沉迟；因风寒挟火合而成病者，脉必数而兼洪、兼紧。通用喉痹饮，外吹金锁匙，再查验所现之症，在何经络，加引经药以为佐治。如现头痛胸痞者，太阳经也。现腹胀气喘者，太阴经也。若痛连巅顶，则为少阴，此症多虚，更当体认。虚实之症，何以辨之？同一咽喉肿痛，痰如解锯，茶水一滴不能下嚥。实则痛无止时，舌干而燥渴，痰黄而成块，小便短涩而黄，此实证也，法当清之，用喉痹饮或用疏风解毒汤。若便闭者，更加酒炒大黄。虚则痛虽甚，至早稍轻，喉虽肿而不燥，痰虽多而不黄，不成块，大便如常，小便清白，此虚症也，法当补之，即用加味附子汤或补喉汤。至于单双乳蛾，一切喉风、喉痹均不外此治法。余经验甚多，每遇喉症，无论是虚是实，先令服童便一碗，茶水点滴不入者，童便到口一吸而尽。盖以浊阴之物，引浊阴之气下降，同气相求，其效神妙无比。录之以为治喉症者，增一法焉。

喉痹饮

前胡　僵蚕　薄荷　荆芥　大力　贝母　甘草　射干　豆根　桔梗　元参　银花　灯心

疏风解毒汤

荆芥　大力　贝母　射干　豆根　薄荷　银花　桔梗　灯

心　竹心

金锁匙

火硝　硼砂　冰片　雄黄　僵蚕　寒水石　人中白　灯草灰

研末吹

补喉汤

熟地　萸肉　茯苓　肉桂　牛膝

水煎服。

加味附子汤

生附子　熟地　山茱萸　麦冬　北五味　白茯苓　牛膝

水煎服。

附录医案

提戎刘兰亭，管带寿字副前军，调剿雷波夷匪，驻扎雷城。忽病喉肿，日轻夜重，点水不能下咽。雷波通守王公，素以知医名，诊治数日，概用清热祛风等药，病势愈加危殆。余适在管襄办文案，往诊其脉，六部皆沉细如丝，口渴而不喜饮水，小便清白如常，明系肾水虚竭，肾中元阳不能下脏。盖无水以养火，火遂上腾，冲突咽喉，咽喉之地窄狭，不能任火出入，乃结而为肿痛，状似双蛾，实非双蛾也。如再不补水以制阳光，引火以归命门，则不可救药矣！群医皆以为火，余一人独以为虚，持论未合，深恐耽延贻误，姑当众先以童便一碗，令其热服。兰亭曰：冷水尚不能下嚥，安能嚥此热童便乎？余曰：试之。一吸而尽，乃请余立方治之。方用熟地一两，山萸肉四钱，麦门冬三钱，生附子三钱，白茯苓五钱，牛膝三钱，肉桂一钱，熬极熟，待冷而服之。药甫下喉，陡然清爽，火症热症，不一时而消归无有矣。以后余凡遇喉症，无论虚实，先令服童便一碗，以助药力。审其虚实，按症用药，多获奇效，故并录之。

古渝城刘某，年二十余。始而咳嗽吐血，继而咽喉肿痛，夜不能寐，舌燥口干。延余医治，诊其脉，六部俱各沉细，此阴虚火旺症也。用六味地黄汤加牛膝以引火下行，服十余剂，始获痊愈。后用归脾汤，以培其元气，而咳嗽吐血之病亦瘥。

胃脘胸膈大小腹胀痛类

胃脘者，喉之下，胸之上也。胸在两乳上，与心肺同居膈间。大小腹均在膈下。手太阳之脉，循咽嗌，下膈，抵胃；足太阳之脉，循肩膀，贯胛，挟脊，抵腰；手阳明之脉，从肩下横骨陷中，下络肺，下膈；足阳明之脉，循喉咙，下膈，其直者，下乳抵脐，由胃口行腹里；手少阳之脉，从肩下横骨陷中至膻中，络心包，下膈；足少阳之脉，由耳后，入耳中，出耳前，下颈，贯胸膈；手太阴之脉，由胃之上口上膈，从肺系绕喉咙；足太阴之脉，入腹中络胃，直上膈，挟喉咙，绕舌本；手少阴之脉，从心系上肺，复下膈；足少阴之脉，贯膈入胸，直抵膻中；手厥阴之脉，由膻中下膈出肋；足厥阴之脉，上抵小腹，挟胃，贯胸膈。此胃脘胸膈大小腹之脉络，即手足六经之所见端也。胃脘之痛，伤气者多；胸膈之痛，伤气而复伤血者多；大腹之痛，多由于积滞；小腹之痛，多由于阴寒。此致痛之所由来也。若痛在胸肋者，少阳之痛也，小柴胡汤加白芍。痛在胸膈者，太阳之痛也，小半夏汤加茯苓。若胸腹都痛，痛而腹胀满者，阳明之痛也，加味承气汤主之。若两肋掣痛，不连小腹者，厥阴之痛也；痛连小腹者，少阴之痛也。厥阴之痛，芍药甘草汤；少阴之痛，吴萸四逆汤。此六经用药之大概也。但其中有气、有血、有热、有寒、有痰、有食、有虫、有实、有虚，尤当细为分辨。若其人胸膈腹肋，痛无定处者，气痛也，宜用调气汤以降气；痛不移处者，血痛也，宜用桃仁四物汤以行血；喜冷恶热者，内有火也，宜用凉药以清之，主用孙氏方；喜热恶冷者，内有寒也，宜热药以散之，主用嵩崖方；吐沫唾涎者，痰痛也，当利其痰，加味二陈汤；嗳腐吞酸者，食痛也，当夺其食，加味平胃散；胀满而拒按者，为实痛，除其积即愈，化滞丹；心悸而喜按者，为虚痛，补其虚即安，加味异功散；若痛而口吐涎沫，唇红面青者，虫痛也，乌梅丸；若胸痛彻背，背痛彻胸者，此名胸痹，由于气血交乱也，主以瓜蒌半夏白酒薤白汤。

按：瓜蒌半夏白酒薤白汤一方，乃仲景先师治胸痹之法。余祖此方以治妇女胸腹诸痛，审其寒热，察其气血，酌加一二味，无不随手奏效。盖半夏辛燥，能开气郁；瓜蒌甘寒，能降血郁；薤白辛热，专走膈膜。凡人之气血闭于胸，皆闭于胸之膈膜也，有薤白之辛热入膈膜以攻之，则气血得以流通，所以立止其痛。其用白酒者，酒行十二经络，盖其阳以通其窍也。世人不知胸痹为何症，一遇胸膈为痛，辄用丁香、砂仁、沉香、豆蔻诸药，以温其胃，不知胃未得其温，气已受其耗也。录此以为高明者商。

小柴胡汤

人参　半夏　柴胡　黄芩　甘草　生姜　大枣

小半夏加茯苓汤

半夏　茯苓　生姜　甘草

加味承气汤

厚朴　枳实　大黄　甘草

吴萸四逆汤

吴萸　甘草　干姜　附子

乌梅丸

乌梅　细辛　桂枝　人参　附子　黄柏　黄连　干姜　川椒　当归　苦酒即醋也

炼蜜丸。

调气汤

香附　郁金　沉香　元胡　砂仁　荔核　广香

桃仁四物汤

当归　生地　川芎　赤芍　桃仁　红花

芍药甘草汤

芍药　甘草

孙氏方

贯仲　白芍　黄连　炒栀　乳香　甘草

嵩崖方

良姜　官桂　半夏　砂仁　贯仲　甘草

加味二陈汤

陈皮　半夏　茯苓　甘草　白芥子

加味平胃散

苍术　陈皮　厚朴　枳实　焦楂　甘草

化滞丹

槟榔　大黄　枳实　甘草　厚朴　广香

加味异功散

人参　白术　茯苓　陈皮　甘草　木香　吴萸

瓜蒌半夏白酒薤白汤

瓜蒌　半夏　白酒　薤白

附录医案

周希凡之子，春月得染风寒，医者屡表不休，发汗太过。始而肚腹疼痛，继而蛔虫直抵喉咙，饮食不能下咽，夜间不能成寐，日唯饮水而已。有时虫由下升，有时虫由上降，病者自知，迭向医述。医者不知何病，无从捉摸，并未有议及治蛔者。希凡见其子病势危殆，向余求治。诊其脉，六部俱微，因忆仲景先生伤寒厥阴症中，有蛔厥一症。夫蛔者，人身中之长虫，俗名蛔虫、食虫是也。伏处胃中，消化饮食。若其人胃中冷、胃中虚，蛔虫上越，故必吐蛔。伤寒六七日，肤冷脉微而厥，时发寒者，此为脏寒。蛔上入其膈，故烦，须臾复止，得食而呕，又烦，蛔闻食臭出，其人当自吐蛔，此蛔厥症也。今希凡之子，四肢未见发厥，亦未吐蛔，非蛔厥也。其蛔直抵喉咙，时而上升，时而下降，此等病症，不唯见所未见，实是闻所未闻。但既有此病，必有致病之由。试推论之，缘希凡之子，感受风邪，医者误以为寒，迭次发表，麻黄羌活毒剂混投，胃中津液尽逼出而为汗，连日不进饮食，胃中空而又空，虚而又虚，蛔不安于胃，自上而求食，是以直抵喉咙也。此时之治，唯以安蛔为第一法，主用乌梅丸。希凡喜而从之。是夜三更后，其子陡然腹痛，大发烦躁，辗转床褥，叫苦之声，达于户外，举家惶惑，逼令希凡更医。希凡曰：夜漏已深，医者谁来？药即错误，已经下喉，安命听天，姑待明日再为计议。众口嚣嚣，希凡亦无如何。其子烦躁时许，鼾然熟睡。希凡以其子数夜未眠，戒家人毋庸惊觉。比至黎明，其子大呼索食，适有卖汤元者，姑取与之，食尽八枚，尤索不已。希凡恐其过食，靳而弗与，问及前症，已不知诸蛔消归何地矣。希凡喜为余告，始悟其子大发烦躁，腹痛难忍之时，正诸蛔各归其所，上下分行之时。家人以为误治，逼令换医，幸而深夜，希凡亦似有把握，此子之不死，虽曰人力，实其命之不当绝也。世之曰更数医，自戕其命者，其知有此变异焉否。

少尉柴树榕，以大计去官，心中郁结，病成胀满，胸肋时疼，饮食难进，延予诊之。其肝脾二部之脉沉紧而疾，此气痹也。方用瓜蒌根八钱，法半夏八钱，厚朴三钱，连翘三钱，香附三钱，白芍三钱，甘草一钱。一服而轻，再服而减，三服而愈矣。缘此症得之于气郁，瓜蒌根乃善解抑郁之物，佐厚朴以平其逆气，佐连翘以清其郁热，而复用香附以舒脾，白芍以舒肝，甘草以和胃，其重用半夏者，以辛能散逆，藉其力以开通上下，宣布诸阳也。夫天地交而为泰，天地不交而为否，人病胸膈胀满，闭塞中宫，亦犹否之天地不交也，故善治气痹者，必先使上下相交。然地下之气，非辛温不足以上升；天上之气，非甘寒不足以下降。此瓜蒌半夏之所以能建殊功也。仲景先师于胸痹一症，独出手眼，主用瓜蒌半夏白酒薤白，熟读深思，自然确有见地。医不执方，合宜而用，此语岂欺我哉。

成都一少妇，因其夫赌博荡产，气愤成郁。病患胸腹胀满，痛彻脊背，日夜呻吟，饮食不进，已十余日矣。其妇素有吐血症，气亦甚弱，平日惯服桂附，医者力禁寒苦，日增姜桂，痛亦加剧，呕吐不止，大小便点滴不通，延予诊治。其脉沉而有力，谓之曰：此胸痹症也，宜瓜蒌半夏白酒薤白汤，但胸中热药停积，上下关门闭塞，已入者不能泄，未入者不能纳，是以下不通而上呕吐也。当加厚朴、大黄，以斩关夺隘，此病方能获效。其夫惑于前医，畏大黄如砒毒，坚不肯用，余晓之曰：尔妇之病，因气结胸膈，上膈与下膈，格拒不通，气血不能周流，积于胸中，久而成热，医者又以桂附添其火势，津液被烈火焚毁，大小便因而不通，此时症在危急，非大黄莫能胜任。任其妇苦病日久，自愿尝试，余乃疏方治之。方用瓜蒌根八钱，以降其气；法半夏八钱，以开其郁；干薤白五钱，入膈膜以疏其滞；油厚朴三钱，入胸腹以平其逆；生栀仁三钱，以清其郁火；炙甘草二钱，以固其中州；白酒同煎，通其经络而开其窍隧也。外用生大黄三钱，肉桂一钱，另熬极熟，同煎药冲服。下利三次，痛与吐立时均止。随用调和血气之药，不十日而平复如故。

或问曰：子言此病当急下，故用大黄、桂附之药。前服已误，子方诋之，子用大黄而又加入肉桂，岂不自相矛盾乎？乃用之而效，何说也？余曰：此症此时，原忌桂附，但其妇胸腹之中，桂附之药停滞已久，突来大黄，必格格不入，用肉桂以引大黄直入肉桂、附子停积之处，大黄乃能推荡，实用肉桂以为向导，非用肉桂以治斯疾也。

一妇人胸腹疼痛，牵引小腹[1]，口吐青水，连声呻唤不绝。余诊其脉，六[2]部皆沉，此寒痹也。遂用瓜蒌半夏白酒薤白汤加入厚朴、干姜、吴萸，一剂而愈。

---

① 牵引小腹：底本不清，据正字本补。

② 六：原作“夫”，据正字本改。

一妇人胸腹疼痛，叫唤连声，拒人摩按。余诊其脉，沉紧有力，此气闭而兼火也。仍用瓜蒌半夏白酒薤白汤加入厚朴、生军、木香、黄连，亦一剂而愈。

一妇人胸腹胀痛，贯彻背心，牵连颈骨。其夫向余求方，余曰：胸痛彻背，背痛彻胸，此胸痹症也。颈骨为太阳出入之路，又为诸阳会聚之所。今痛连颈骨，是太阳经伏有寒邪也。拟用瓜蒌半夏白酒薤白汤，内加细辛、羌活，果一剂而获效。

呕吐泄痢类

有声无物为呕，有物无声为吐，有声有物为呕吐，干呕者为哕，皆脾胃病也。泄泻之症，亦本于脾胃。痢则本于少阴也。先痢而后泄者，为肾传脾，其病轻；先泄而后痢者，为脾传肾，其病重。缘泄泻可以分利，痢疾不可以分利也。呕吐一症，有火、有寒、有积滞、有虚衰。若其人食不得入，食入即吐，面赤口渴者，胃中有火也，平胃散加木香、黄连。饮食能进，食后反吐者，胃中有寒也，香砂二陈汤。脾胃为饮食所伤，或胃中积有停滞，食入而吐者，平胃散加神曲、麦芽、山楂、枳壳、砂仁。若其人干呕不吐，或呃逆不绝者，脾胃将败，逆气上冲也，旋覆代赭石汤。若其人饮食难化，或食多即吐者，脾胃虚衰，不能任食也，香砂六君子汤加白蔻。此治呕吐之大概也。泄泻之症，亦本于脾胃，脾胃强，则腐熟水谷，以清者化而为气，以浊者化而为血，以其糟粕运入大小肠，化而为溺、为粪。若脾胃虚弱，则水谷不能腐化，清浊交混，随所感而成泄泻。若其人口渴溺赤，下泻肠垢者，热湿也，胃苓汤加山栀、前仁。溺清，口和，下泻清谷者，寒湿也，胃苓汤加炮姜、官桂。胸腹胀满，嗳腐吞酸，泻下臭秽者，食积也，胃苓散加神曲、焦楂、麦芽。若其人食少便溏，面色㿠白者，脾虚也，香砂六君子汤。若其人五更天明，依时作泄者，肾虚也，加味七神丸。痢疾，古名滞下，以其有所积滞而下也。滞下一症，多属火迫。夫火之为物，亲上者也，今何反而亲下？良由积热在中，或为风寒所闭，或为饮食生冷所遏，火气不得上升，因而下降。伤于气分者，则成白痢；伤于血分者，则成赤痢；气分血分俱伤者，则成赤白痢，通用导滞神效散。赤多者热重，加木香、黄连；白多者寒重，加吴萸、官桂或用洁古芍药汤。若脓血稠黏，里急后重，一昼夜七八十行，无论有无口渴，予芍药汤内倍加大黄。若久痢不止，中气下陷者，补中益气汤或真人养脏汤。若饮食不能下嚥，转成噤口痢者，审察是热是寒，热则溺赤，参连饮加姜汁、白砂糖；寒则溺清，六君子汤加炮姜、砂仁、豆蔻。大抵初痢宜通，久痢宜涩，痢后宜平调。若下痢纯血，或如尘腐色，或如屋漏水，或大孔开而不闭，或泻如竹筒，唇如涂朱者，皆不治之症也。

平胃散

苍术　陈皮　厚朴　甘草

四苓汤

白术　猪苓　泽泻　茯苓

胃苓汤

即前二方合为一方是也。

旋覆代赭石汤

人参　甘草　大枣　旋覆花即金沸草　代赭石　半夏　干姜　生姜

水煎服。

六君子汤

人参　白术　茯苓　甘草　法夏　陈皮　生姜　大枣

香砂六君子汤

即前方加藿香、砂仁或加木香。

加味七神丸

肉蔻　吴萸　木香　补骨脂　白术　茯苓　车前仁

导滞神效散

当归　赤芍　厚朴　焦楂　炮姜　滑石　槟榔　黄芩　独活　生军　甘草

洁古芍药汤

芍药　当归　黄连　黄芩　大黄　官桂　槟榔　木香　甘草

真人养脏汤

人参　白术　白芍　肉桂　附子　广香　肉蔻　柯子　炮姜　粟壳　甘草　枣子

参连饮

人参　黄连　石莲子　甘草　糯米

附录医案

葛同盛之媳，于暑月病吐泻，医者以为霍乱，用藿香正气散，病势愈重。三更后，叩门请治。诊其脉，六部皆八九至，此离经脉也，旦占夕死，夕占旦死。观其形色，验其舌苔，并无死证。霍乱症中，不应有此脉，唯孕妇临产，始有此脉。以意揣之，或其媳有孕。试诘其姑曰：尔媳有孕乎？其夫应之曰：已阅六月矣。余曰：若然，则明日当小产。盖妊娠之妇，脉得离经，夕见则旦产，旦见则夕产。孕甫六月，脉见离经，是以确知之也。此时若再用霍乱门中通套药，则母子俱毙矣。方用白术八钱，枯芩三钱，连壳砂仁七枚，法夏二钱，甘草一钱，醋炒陈艾一团为引，非治其吐泻，殆欲保其胎元，以救其子母。无如前食之药，槟榔、厚朴、青皮等项，破气之类过多，胎元早损，次日产一死孩，吐尚未止，随用六君子汤加白蔻，故纸数剂而愈。

或问曰：吐泻之症，何以胎动亦有？敢请其说。余曰：胎气未成之先，足厥阴养之。胎气既成之后，足阳明养之。足厥阴肝经也，肝于五行属卯木，位正东，于卦为震，在左乳之下，左乳之上为巽。震长男也，巽长女也。长男与长女，同居左乳之间。肝为血脏，血聚乃能成胎。彼时男女未分，是以养之者为厥阴肝也。孕妇受胎一二月，时发呕，岂非肝经之明验欤。胎气既成之后，血即聚于两乳，月事不以时下，形体粗具，内食精血。胃为多血多气之海，足以灌溉婴儿。今孕已届六月，正足阳明养胎之候，偶有触动，是吐泻交作也。非临症时细心体察，望问兼施，何能辨此。

嘉定盐商王怀盛之媳，华阳孝廉刘露余女也，年二十余，病溏泻，日下数十次，医治月余，愈增危殆。露余闻余在童牧村先生处，有临危救苏一事，延余往治。星夜赴嘉，比至则衣衾已具，无复望生矣。诊其脉，两关沉伏，两寸微茫，重按尚有根蒂，不过肺脾两虚，非死症也。拟用补肺、补脾之药，连服数剂，毫无功效。第三日早间，复诊其脉，见其咳嗽，将欲吐痰，故为执手踌躇，藉以验其气虚实。病者颇不耐，吐痰下地，去床将及尺许，此非肺虚，乃脾虚也。余心窃喜，谓其夫曰：病者肺气尚旺，所病者仅脾土也。脾恶湿而喜燥，升降出入全赖此，脾阳之气以为转运。今脾阳虚损，泄泻无度，医者因其咳嗽，妄用密制润肺之药，见其泻久，复用分利止涩之药。脾阳既伤，脾阴复损，此泻之所以不能止也。方用潞党参六钱，以补脾阳；淮山药四钱，以补脾阴；贡白术六钱，以除脾湿；白茯苓三钱，以通调水道；甘草二钱，以固守中州。另用黄土四两，将各药一并同炒，俟各药炒熟，筛去黄土，又将所筛黄土，入水熬煮数沸，澄清，即以澄清之黄土水入药同煎。此不但以土补土，实以土固筑堤防，免其漏泄也。一剂而减，再剂而轻，不下十剂，已痊愈矣。嘉阳人闻余此治，咸以为奇，而不知其非奇也。以黄土治滑泄，实仿喻嘉言，宗仲景先师，以治下痢之法治洞泄，而用赤石脂、禹余粮之意。此法虽为余创，余非无所本也。变通尽利，鼓舞尽神，快何如之。

童牧村先生，余授业师也。师母夫人待余甚厚，一遇有疾，即呼为诊治。余馆游于外，适夫人偶触气恼，复感寒湿，经闭两月有余。先生同年某，自诩知医，为之诊治，以夫人有孕谀之。余甫自外归，往省先生，夫人呼与诊脉，先生与某同在坐，夫人谓余曰：汝久未来家，我已抱病数月矣。我八年未产育，汝先生同年某，谓我有孕，汝试诊之，如果不虚，我当染鹅蛋志庆。夫人言虽笑讪，实大有不安者在也。某日以安胎药进之，未及一月，血海大崩，夫人竟不能起。立召余诊。其时夫人昼夜不成寐，一身大热，心内如焚，小便皆赤，六脉洪大无伦。某日劝服桂附，始成此症。先自掩护其短，私谓先生曰：此等虚劳大症，非大剂桂附不能退其大热。先生惑之，曰：逼吞服。夫人笃于夫妇，不忍过拒，有时持杯隐泣，私谓余曰：我病本由气起，经脉闭塞，某竟指以为胎，遗害至此，某非活我，实死我也。言之泣下，先生不知之也。一日忽然昏绝，下颌垂而不合。先生惊惶无措，召余至榻，互相呼救，仅存微息，迫问何方可以挽回。余曰：此气脱也，唯独参汤可救。先生曰：高丽参近食斤余矣。余曰：请以真人参服之。时方伯吴公馈有人参一枝，余亲为熬灌，时许，即能言语，晚间唯嫌骨热。先生见夫人复苏，追念太老师临终之日，无人知此，临食痛哭，适富顺汤松堤先生在坐，婉为劝论，令余一人主治，不必咨商于某。某于夫人临危时，藉故他出，唯向先生云：只有大剂回阳，别无他法。余进调治，数日，病势粗平，以事告归。某复为诊治。忽一日松堤至余家，谓余曰：汝数日不往，某又换方矣。汝师母知此，几与先生反目，盍速往。比余至，则夫人委顿如前，更加吐泻。先生仅命余主方，服则用某之药，坐治数日，病益加剧，午夜筹思，目不交睫。春橿世弟，知某换药，为余告之，急往药炉探视，而大剂桂附，已熬之极熟矣。当将转变病情，主治方药，开列长单，向先生面陈，而先生竟有筑室道谋之叹。夫人卒不起，不知者反归咎于余，余亦不之辨也。某寓先生第宅，得染痢疾畀①归富顺而没，此天之所以报之也。然病虽不与医，方万不可没。缘夫人气郁肝经，经水为之闭塞，嗣因误指为胎，多方保护，致使经水壅溢，忽而崩腾，非保胎药之能致崩，实药内桂附逼之外出也。此时如用生地以清血热，侧柏叶以平少阴，再加炒黑荆芥以逐瘀，去尾当归以生新，崩症立刻可愈。某则知过不改，仍执前方，精血为毒药煎熬，气血为猛剂剥削，一身大热，肌肉全消，其转变而为吐为泻者，

① 畀（bì 毕）：给。

实诸脏已败，而脾土又将绝也。此时唯有重用四君子汤，以黄土煮水，澄清熬药，使脾土得以保固，胃气不致消亡，或可起一生于九死甚矣。择医者之不可不慎也。

理藩院正郎恩兰舫先生，奉钦命赴藏，辨理夷情，由京至蜀，途中触冒暑气，吐泻并作。医者以为脾虚，日进补气补脾之剂，时而吐止，时而泻止，吐与泻互相更替。友人以余荐，先生延治之。诊其脉，寸尺皆平，两关稍迟而结，此伤于暑而复伤于食也，主以平胃散加香茹、焦楂、神曲、茯苓，一剂而吐泻皆止。先生由此器重，差竣后，归川候补，时相往还，图说症治之刻，皆先生所怂恿，笔之以志其颠末。

咳嗽痰喘气壅类

《内经》曰，五脏六腑皆令人咳，不独肺也。肺咳之状，咳而喘息有音，甚则唾血；心咳之状，咳则心痛，喉中介介如梗状，甚则咽肿喉痹；肝咳之状，咳则两肋下痛，甚则不可以转，转则两胠下满；脾咳之状，咳则右胁下痛，阴阴引肩背，甚则不可以动，动则咳剧；肾咳之状，咳则腰背相引而痛，甚则咳涎。肺咳不已，移病大肠，大肠之咳，咳而遗矢；心咳不已，移病小肠，小肠之咳，咳而失气，气下奔而出屁也；肝咳不已，移病于胆，胆咳之状，咳呕胆汁；脾咳不已，移病于胃，胃咳之状，咳而呕，呕甚则长虫出；肾咳不已，移病膀胱，膀胱之咳，咳而遗溺；久咳不已，三焦受之，三焦之咳，咳而腹满，不欲食饮。此十二经络之咳。治咳者不可不讲明而切究也，但其中有风、有寒、有湿、有火、有实、有虚。若其人发热头痛，鼻流清涕，咳而汗出者，风咳也，参苏散；咳而气喘无汗者，寒咳也，华盖散。若其人痰涎稠黏，咳唾不休者，痰咳也，橘皮半夏汤或水煮金花丸；有湿者身体重滞，脉细者，五苓散、白术汤；设喘满浮肿，款气丸。若痰火素蕴于上，连声逆气不通者，桑白皮散。所谓实者，风寒外束，火热内燔，其人形体强健，可以胜病。寒重者，华盖散；火重者，加减泻白散。所谓虚者，肾火上冲，肺金受制，肺肾两伤，久则成痨。肾火上冲者，从小腹逆冲而上，咳即烦冤，牵引腰腹，俯仰不利，六味地黄汤加五味子。肺金受制者，咳久而肺气伤损，寒则呕唾涎沫，热则痰中见血，喘促声嘶，寒用温肺汤，热用人参养肺汤。若其人干咳无痰，火热内壅者，四物桔梗汤。夏天伤暑，咳而发渴者，人参白虎汤。此治咳嗽之大略也。至于气喘气壅，尤当分辨。气喘者属肺，肺实者，华盖散；肺虚者，人参补肺汤。气壅者属三焦，三焦实者，清肺汤，痰多加半夏、花粉；三焦虚者，三才汤。

参苏饮

人参　紫苏　陈皮　桔梗　前胡　半夏　干葛　茯苓　木香　枳壳　甘草

华盖散

麻黄　苏子　杏仁　茯苓　桑皮　橘红　甘草

橘皮半夏汤

橘皮　半夏

水煮金花丸

南星　半夏　寒水石　天麻　雄黄　白面

五苓散

白术　茯苓　猪苓　泽泻　肉桂

白术汤

白术　防风　生姜

水煎服。

款气丸

青皮　陈皮　槟榔　木香　杏仁　茯苓　郁李仁　当归　广茂[1]　兜铃　葶苈　人参　防己　牵牛

桑白皮散

桑白皮　桔梗　川芎　防风　薄荷　赤茯苓　紫苏叶　黄芩　前胡　柴胡　枳壳　甘草

加减泻白散

桑白皮　陈皮　青皮　桔梗　知母　黄芩　地骨皮　甘草

水煎，食后服。

温肺汤

陈皮　半夏　肉桂　干姜　白芍　杏仁　细辛　甘草　五味子

水煎，食后服。仁斋方有阿胶，无白芍。

人参养肺汤

人参　阿胶　贝母　杏仁　桔梗　茯苓　桑皮　枳实　甘草　柴胡　五味　生姜　大枣

人参白虎汤

人参　石膏　知母　甘草　糯米

---

① 广茂：即蓬莪术，在《珍珠囊》中蓬莪术别名为广茂。

四物桔梗汤

当归　川芎　芍药　生地　桔梗　黄柏　姜汁　竹沥

清肺汤

知母　贝母　天冬　麦冬　桑皮　陈皮　甘草

三才汤

人参　天冬　地黄

附录医案

叶石文之姊，年七十余，因丧子而伤气，咳嗽气喘。医者误认为寒，妄用麻黄等药，发散不愈。复用苏子、厚朴，以降其气，肺气伤而又伤。津液为表药所耗，一月之内，口无津唾，大肠亦随咳而脱出，百计不收。延余诊之，六脉俱疾，肺脉尤甚。谓之曰：此肺气干燥之候，易治也。石文曰：近日大肠突出不收，此何以故？余曰：此即肺病不已，移病大肠者也。渠因丧子而伤气，医者不知，误用降气耗气之药，使肺气伤而又伤。夫肺在人身，名曰娇脏，多方保护尚恐致损，其可妄用攻伐乎。肺不胜病，故移病于大肠，此大肠之所以突出也。本身津液，逼出为汗，发汗过多，是以口无津唾也。此时唯有生津保肺一法，可以获效。方用麦冬八钱，天冬八钱，使其大生津液；生地五钱，白芍五钱，使其滋化源，以平肝逆；复以枯芩三钱，清肺热；升麻一钱，生肺气；甘草二钱，固中州；因其年老气衰，更加沙参一两，以补气。一服津生，再服咳愈，数服之后，大肠收缩如故。

绵竹林桂山之室，邱特斋先生女也。形体清瘦，病患咳嗽，白日稍轻，晚较重，两胁窜痛不休，间发潮热，经水前后不调。

余侨寓在绵，特斋先生挽余治。诊其脉，两寸甚疾，两尺之脉，沉中带数。谓之曰：此阴虚火旺，将成痨瘵者也。火气从下而上，刑克肺金，肺为娇脏，不能受此火灼，肺金一虚，肝木无制，龙雷之火，合并上腾，若不早治，遗害匪细。方用生地五钱，以滋阴而降火；白芍八钱，以平肝而理血；制首乌六钱，以保肺而敛气；炙草三钱，以培土；复用青皮二钱，以为向导；引用花通草三十寸，以通肺气，而利关节，使火势不致燎原也。桂山见白芍过多，不肯与服，特斋见余用药有制，强令服之。次日病减大半，改用四君子汤，仍加白芍、麦冬、首乌、生地等，以平补阴阳。唯潮热未退，虚火尚存。余令桂山寻鲜藕数只，每药一剂，用鲜藕半斤，捣烂同煎。盖藕之性，甘温而涩，生服则寒，凉血散瘀；煮熟则热，益胃补心。且此物七窍玲珑，丝连不断，可以直通肝肾，用以为引，实奉以为君，此治阴虚火旺之妙剂也。绵竹无售生藕者，桂山吝惜微资，不肯远购。余亦他适，嗣闻此妇竟以瘵死，吁可慨哉！

按咳嗽一症，属火者，十之七八；属寒者，十之五六；属虚者，十之二三。古人治咳嗽，通用麻杏石甘汤。今人畏麻黄、石膏如砒毒，即有仿用者，麻黄不过四五分，石膏不过一二钱，病重药轻，所以茫不应手。余阅历三十余年，治愈咳嗽者，何止千人。世人只知麻黄发汗，不知麻黄与桑皮、元参等同用，并不发汗。只知石膏凉胃，不知石膏与苡仁、半夏等同用，并不凉胃。余每遇咳嗽，有寒有火者，麻黄至少亦用二三钱，石膏至少亦用四五钱，咳嗽立止，滴汗不出，津液生而饮食倍。此中元妙之理，实有难为外人道者。盖咳嗽一病，《内经》虽言五脏六腑皆足以令人咳，不过为世人辨明各脏腑咳病形象，而其所以专重者，则仍在于肺也。夫肺主皮毛，皮毛者，肺之合也。皮毛先受邪气，咳所由生。治咳者，不用麻黄宣通腠理，驱散肺邪，咳何能治。邪气由皮毛而来者，使其仍由皮毛而去也。胃管与肺管同居喉下，饮食停聚胃中，郁而为热。风寒入于肺脏，客而为邪。胃中有形之食邪，与外感无形之风邪，留连合并，肺胃交受其伤，只可驱邪外出，不可引邪内入，此麻杏石甘之所以独擅其能也。麻黄发肺邪，杏仁平肺气，石膏清胃热，甘草和胃气，合而成方，收效甚速。若年老久咳，咳而汗出者，改用麻黄根，余手屡经效验。但咳嗽之人，火热必重，务于麻杏石甘汤内，倍加元参，以收敛其浮游之火，且能监制麻黄不得发汗。若其人咽燥喉干，审其心经有热，加生地、麦冬；肺经有热，加桑皮、枯芩；肝经有热，加栀子、白芍；脾经有热，加花粉、桔梗；肾经有热，加黄柏、丹皮。痰涎稠黏者，热痰也，加花粉、黄芩、贝母；痰沫清冷者，寒痰也，加半夏、芥子、苏子。顺手拈来，头头是道。果能依经认症，依症立方，百病皆可奏效，岂独治一咳嗽已哉。至于久咳、干咳、痨咳、虚咳及咳而痰中带血者，不得妄用麻杏石甘汤。

吐血衄血便血类

男子以血为体，以气为用；女子以气为体，以血为用。故女子之血贱，男子之血贵。女子之血，月以时下，不下者病；男子之血，日以时藏，不藏者病。此吐血之病，女子轻而男子重也。夫血为阴物，附气而行，气无形而血有形也，周行十二经络，毫无停滞。饮食所化之血，藏于血府，旧没新升，循环不替，何吐血之有？察其致病根由，大略有四：盖血在人身，随气周转，气行则血行，气止则血止。若其人触伤气恼，怒动肝气，气与血并而上冲，肝脏不能容藏，因而致吐，此其一也；

人身五脏百骸，全赖肾中真水为之灌溉，肾中真火为之熏蒸，若其人贪淫好色，则欲火上腾，元阳亏损，元阳亏损则肾水干枯，欲火腾则真阳飞越，龙雷之火上腾，肺金受其克制，气随火涌，血亦随火涌，因而吐血，此又其一也；或其人刻意功名，窗下过于用心，或其人专心营运，精神过于耗费，岂知心为血主，精为血根，心血过用，则精神[①]短少，精神耗费，则心血干枯，精血既伤，内热蜂起，营行日迟，卫行日疾，营血为卫气所迫，不能内守，因而致吐者有之；或其人平素无病，因用力过猛，损伤血液，遂至吐血者有之；抑或倾跌扑坠，血瘀不行，因而吐血者亦有之，此吐血病之所由来也。怒伤肝气而吐血者，初用甲己化土汤，久用八味逍遥散；肾水枯而吐血者，六味地黄丸；肾火越而吐血者，三才封髓丹；水火两虚者，桂附地黄丸；心血过用、精神耗费者，归脾汤或十四味建中汤；猛力损伤及倾跌扑坠者，泽兰汤或通灵散，此治吐血之大概也。至于鼻衄一症，有由于肺气伤损，有由于火热逼卫，有由于太阳伤寒。治杂症之鼻衄，与治伤寒之鼻衄，相隔天渊，如不详细辨明，一经误治，为害匪细。仲景《伤寒论·太阳篇》中有云：太阳病，脉浮紧，无汗，发热，身疼痛，八九日不解，表症仍在，此当发其汗。服药已微除，其人发寒热，目瞑，剧者必衄，衄乃解，所以然者，阳气重故也，麻黄汤主之。又云：太阳病，脉浮紧，发热，身无汗，自衄者愈。又云：伤寒，脉浮紧，不发汗，因致衄者，麻黄汤主之。此申明太阳衄症之治法也。盖风寒邪热壅于经络，必迫血妄行而为衄，衄则热随血散，寒乃解也。其未尽之沉滞，仍当发散，故主用麻黄汤，因

① 神：原作“睥”，据正字本改。

恐后人以平常鼻衄误为伤寒鼻衄，妄用麻黄，故于篇中令示一条曰：衄家不可发汗，汗出必额上陷，脉紧急，目直视，不能眴，不得眠。因惯于衄血之人，清阳之气素伤，若再发汗以虚其虚，则额上必陷，乃上焦枯竭之应也。世医不祖《内经》，不法仲景，见有衄家不可发汗之戒，每遇太阳衄症，辄以麻黄为禁药，改用生地、羚羊、犀角、黄连，将阳邪引入阴分，转变谵语，舌生芒刺，大便燥结，下证悉具，复用芒硝、大黄以下其逆，愈下愈闭，医者病者皆诿之于命。古今以来，由此误死者，不知凡几，良可悲也！肺损之鼻衄，面色㿠白，身不疼痛，宜用补肺阿胶散。火热之鼻衄，舌燥喉干，小便短赤，宜用犀角地黄汤。便血一症，有风，有热，有寒，有虚。先粪后血，腹中不痛者，风也，荆防四物汤；先血后粪，肛门肿痛者，热也，芍药汤；若其人唇淡口和，喜热畏寒，四肢厥冷，脉细而无力者，寒也，加味理中汤；若其人便久不止，气不摄血，饮食无味者，虚也，归脾汤。至于肠风脏毒，因生痔而便血者，槐花散，或用加味黄连解毒汤。

或问曰：太阳伤寒，身痛发热而致衄，仲景先师仍用麻黄汤以发汗，衄血随汗而解。今时遇有此症，谁不知祖用麻黄，乃用之而衄症不除，邪热转剧，得毋桂枝之为厉耶。衄症不敢祖用麻黄汤，职此之故，子将何辞以解？余曰：善哉问也！伤寒致衄，原当祖用麻黄汤，但麻黄汤内有桂枝，古时可用，今时实不可用，若不将此理反复辨明，医之一道，千古长夜矣！历来著论诸名家，均谓冬月正伤寒，百无一二；夏月温热病，十有八九。更有谓仲景先师，详于治伤寒，略于治温热。遂将温热症，别类分门，铺张扬厉。岂知《内经·热论篇》早已言明，凡病伤寒而成温者，先夏至日为病温，后夏至日为病暑。

温即伤寒，确有证据，何懵懵也。试问今之治温病者，所用之方，何一非仲景先师《伤寒论》中所立之方。世上既无正伤寒，而治正伤寒之方，何以用之而皆效？此情此理，实无人识得透，亦无人说得出，姑以狂妄之言代仲景先师补申其义。盖天时与人事相为表里，人事既有变迁，天时岂无变迁？汉代以前，天时气运不同，病伤寒者，多在十月、十一月。十月建亥，在主气为寒水，在化气为风木；十一月建子，在主气为寒水，在化气为君火。是时风火相煽，民病相同。古人谓冬月之伤寒为热病者，本诸此也。但其时寒水主令，外虽感受风热，内实蕴有虚寒，非桂枝辛甘之品不能通其营卫，发其腠理。此伤于风者必用桂枝汤，伤于寒者亦必用桂枝也。汉代至今，千有余载，文物衣冠，迭经改变，岂天时独不随人事转移乎。今之四月五月病温热者，即古之十月十一月病伤寒也，何以见之？盖十月在亥，十一月在子，四月在巳，五月在午，巳与亥同宫而异位，子与午亦同宫而异位。亥子月之病，既谓之为伤寒，巳午月之病，独不可谓之为伤寒乎。但冬之风寒，春之风温，夏之风热，寒也、温也、热也，实一源而三歧也。但四月建巳，在主气为燥火，在化气为风木。五月建午，在主气为君火，在化气亦为君火。是时风火相煽，民病亦相同。唯外受之风热，与内蕴之积热，交相为病，宜用辛凉以解肌，不宜用辛热以助燥。医者不知天人合一之理，遇四五月内之伤寒衄症，仍以桂枝发表，热邪得桂枝而愈炽，咽干、口燥、便闭、唇焦，转成可下之症。后儒有鉴于此，改用辛凉解肌之法，另创温病一门。前倡后和，不复再论伤寒矣。抑知天地之运，旋转无穷，天之南即地之北，天之东即地之西。子与午同宫而异位，巳与亥亦同宫而异位。四月、五月、十月、十一月，伤寒同而病势不同者，以冬之风寒，春之风温，夏之风热，各随其月其位而变其病名也。不明此理者，请验诸钟表，昼之十二点为午，夜之十二点何以不为午而为子。子午是否同宫？钟表上之子午，既不能分剖，可知天运中之子午，人身中之子午，亦不能分剖矣！非深知天人合一之理，不可以谈医道。今后遇有伤寒致衄者，无论风寒会否解散，急用麻黄汤减去桂枝，春加荆芥、连翘，夏加石膏、知母，以撤其热，以驱其邪，切不可骤用黄连、犀角、羚羊等药，将热邪引入阴分，转成诸可下危险之症。世医见热邪内陷，仿用三承气，再四促服，大便总不通利，高明遇此亦为束手，此理不与辨明，枉死者更不知凡几。盖三承气汤原为阳邪陷入阳分而设，所以用厚朴降气，芒硝软坚，大黄下毒。若阳邪陷入阴分，则芒硝之寒与诸阴互结，不唯不能软坚，反以助坚，所以屡下不愈。审明阳邪陷入之阴，或在血分，或在气分。如在气分者，于承气汤中加附子；如在血分者，于承气汤中加肉桂。非用附子、肉桂以去病实，藉共雄猛之力，领大黄直入阴分巢穴，驱热邪外出，不使流连固结也。是以阳邪陷入阳分，用芒硝、大黄以寒下。阳邪陷入阴分，用桂附大黄以热下。一热一寒，不啻天涧之隔，一经道破，心目了然矣。诸家本草疏注，均称麻黄发汗，不可过用、重用，唯汪讱庵老人《本草备要》分疏麻黄功用，于痰哮气喘之下，增注云，哮症宜泻肺气，虽用麻黄而不出汗，本草未载注。又王洪绪先生《外科十要》详言麻黄与熟地同用，决不出汗。可知麻黄之功用，专伐肺邪，不与表散药同剂，断不出汗。余以麻黄同元参、麦冬、桑皮等药，用治咳嗽，愈者甚多，并未见有服之而汗出者。若与羌活、柴胡诸表药同用，则非余之所敢知也。

甲己化土汤

白芍　甘草

八味逍遥散

柴胡　当归　白芍　白术　茯苓　丹皮　栀子　甘草

六味地黄丸

熟地　淮药　枣皮　茯苓　丹皮　泽泻

八味地黄丸

即前方加附子、肉桂。

三才封髓丹

天冬　人参　地黄　黄柏　砂仁　肉苁蓉　甘草

归脾汤

人参　白术　茯神　枣仁　圆肉　黄芪　当归　远志　木香　甘草　生姜　大枣

一方无木香

十四味建中汤

人参　白术　黄芪　茯苓　甘草　法夏　川芎　熟地　当归　麦冬　附子　肉桂　苁蓉

姜、枣煎。

泽兰汤

泽兰　丹皮　牛膝　桃仁　红花　归尾　赤芍　广三七

水煎，热酒冲服。

通灵散

五灵脂　蒲黄　木通　赤芍

等分为末，煎膏，醋调服。

补肺阿胶散

阿胶　人参　黄芪　五味　紫菀　桑白皮　熟地　兜铃　甘草　糯米　白蜜

犀角地黄汤

生地　白芍　丹皮　犀角　栀子　黄芩

荆防四物汤

生地　白芍　当归　川芎　荆芥　防风

芍药汤

白芍　生地　黄芩　丹皮　甘草

加味理中汤

人参　白术　甘草　干姜　当归　白芍

槐花散

槐花　侧柏叶　荆芥　枳壳

为末，米饮下。

黄连解毒汤

黄连　黄芩　黄柏　栀子

水煎温服。

附录医案

渝城陈式庵，因其子负债鬻产，闻而忿怒，触动肝气，雷火上腾，逼血外出，陡然吐血碗余，医调不愈。余诊其脉，两关甚疾，谓之曰：此怒气伤肝也，急宜平肝理血。拟用甲己化土汤，生白芍一两，生甘草五钱，熬热后加入童便冲服，一剂未完，吐血立止。式庵平日善于调摄，别无他病，此成功之所以神速也。

双流拔贡袁又庵之嫂，适甫一年而孀，病患咳嗽吐血，流连十余载，时愈时发。有用凉药而血止者，有用热药而血亦止者。但凉药之止，后咳如常，热药之止，后吐愈重。已自拟为不瘳之疾矣。因余治愈又庵之妇，姑请诊治。六脉洪大有力，心肺两部更甚，此火刑肺金，逼血上出之症也。前医何以敢用热药，且用热药而血反能止，此理不与辨明，贻害匪细。盖血之为物，阴也，阴血为火所迫，积于胃口，随咳倾吐。一旦以附子、干姜纯阳之药，燥灼其胃，血之聚于胃口者，得热气而暂时消散，此热药止血之所由来也。胃口之血，散入胃中，胃中之血与胃口之血互相停聚，旧血未去，新血又来，积之日久，相迸而出，所以发时加重也。病者吐血多年，脾胃亏损，拟用苡仁一两，以固其脾土；天门冬五钱，以保其肺金；生地四钱，元参四钱，以滋肾水而熄其浮游之火；复用桑白皮三钱，麻黄根三钱，以降肺气而止咳嗽；更用生白芍三钱，生甘草一钱，以化土而生金。连服十余剂，出入加减总不外此法门。未及一月，吐血与咳嗽皆愈。

渝城药商杨万利之媳，年甫二旬，病便血，不时举发，血色带紫黑，兼有咳嗽。余适在渝，迎治之。肝肺之脉沉而疾，意以为血热而不归经，入于肺脏，肺虚不能摄血，故随大便而下。拟用平肝养血，保肺清金之药。已服数剂，似效非效。余正踌躇间，伊戚在侧，顾谓余曰：此女可怜，先生知其病源否？余讶而问之，曰：此女之父与吾同里，且系多年老戚，伊父嗜酒，病便血二十余年。此女胎中受毒，一二岁内即患便血。伊父便血之根，不传子而传女，实不可解。余闻之而恍然悟，此女之便血，乃感受其父之余毒，非血热也。改用黄连、黄芩、大黄、黄柏以清热；银花、土茯苓以解毒；当归、生地以滋阴；荆芥、侧柏炒黑以止血。并用鲜藕半斤，捣破同煎，以补虚而益损，润燥而止咳。煎服数剂，诸症皆愈。使不闻伊戚之言，用药何能中肯。不意便血症中，竟有受父母之遗毒而成者，望闻问之法，较切法更神。录此以为业医者进一筹焉。

童牧村先生，素有便血一病，或以为内痔，或以为肠风，或以为虚损。病发之时，数日不止，坐立维艰，发时必大剂桂附，时愈时发，百治不效。召余诊之，察其脉六部皆沉，肺脉尤甚。谓之曰：此劳伤肺气，血随气陷也。先生阴阳俱虚，故桂附亦能取效，但只得暂缓其势，不能拔去根株。此时仍用水药，即百剂亦难收功，不如改用药膏。先生然之，立方后命余亲熬。方用潞党参一斤，箭北芪半斤，当归四两，桂圆一斤，去壳取肉，各药同熬，滤去渣滓，用白蜜一斤收成膏，每早晚开水调服一匙，不二剂而爽然矣。药极平常，功效神异，非洞晰病情，何以能此。此医之所以贵识症也。

往来寒热疟疾燥渴类

往来寒热，阳明、少阳两经中均有此症，但阳明之寒热在日晡，少阳之寒热无定时。先热而后寒，能食者，为风多寒少；先寒而后热，不能食者，为寒多风少。风寒之邪客于半表半里之间，将入阳明，尤未离乎少阳，此少阳、阳明两经合病也。欲解少阳、阳明郁热，非小柴胡汤莫能胜其任者。倘或加以燥渴，则入于阳明矣。邪由少阳入于阳明，仍当由阳明驱出少阳。今既加以燥渴，则半夏非其所宜。仲景先师，于小柴胡汤内减去半夏，加入花粉，此天然不易之方，实天然不易之法也。但只论感受风寒，非所以论疟也。夫疟者，虐也，所以虐害吾身之阴阳气血，故谓之为疟也。夫人身百骸四体，外邪入而虐之，伏于半表半里之间。入与阴争则寒，出与阳争则热，所以寒热往来，状如少阳症。但少阳之寒热，发无定时，疟疾之寒热，不差时刻。谓少阳而兼他经之病，则此理诚然，谓他经而全不关乎少阳，则不成为疟，此论殊谬。仲景曰，疟脉多弦，弦数者多热，弦迟者多寒，弦小紧者下之瘥。弦迟者可温之，弦紧者可汗之，弦大者可吐之，弦数者风发也，以饮食消息止之。只此七言，而少阳一经，汗吐下和温之法皆备。倘或疟邪未退，积而成热，热极生风，必侮土而伤其津液，离少阳而入阳明，两阳合邪，其热倍炽，心烦口渴，所由来也。倘不急止其热，急生其津，则热之移于胃者，必由胃而上灼肺心。仲景先师以小柴胡汤为治疟之主，盖柴胡、黄芩对治木火，人参、甘草扶助胃土，去半夏之辛燥，加花粉之甘寒，用姜枣以发越营卫，津液枯竭者，服之亦能取效。但口渴之症，不止一端，当察其由来。疟疾之口渴，时发寒热，由胃而极之肺心，可与人参白虎汤以清之。消渴症之口渴，间发寒热，由胃而及于肺肾，非白虎汤所能施治也。盖消渴饮水，始则如水沃焦，水入犹能消之，继如以水投石，水去而石自涸之。若燥火劫夺真阴，酿成燎原之势，津液干涸，求救于水，饮一溲一，饮愈多而渴愈甚，此消渴之所以名消也。《金匮》曰，饮一斗，溲一斗者，肾气丸主之。可知消渴一症，属于肾不属于胃也。若以肾热之口渴，误为胃热之口渴，妄用白虎，则杀人反掌矣。

小柴胡去半夏加花粉汤

人参　柴胡　黄芩　花粉　甘草　生姜　大枣

人参白虎汤

人参　石膏　知母　甘草　糯米

金匮肾气丸

地黄　萸肉　山药　丹皮　茯苓　泽泻　肉桂　附子　前仁　牛膝

附录医案

余婶母气血素虚，秋初偶受风邪，头痛发热，命余诊治。两寸脉带浮紧，拟用四物汤加羌活、防风，以微散其邪，头痛未止，转更他医。或以为伤湿，或以为伤燥，或以为伤暑，投药十余剂，病变寒热往来，日三四发。医者复用表剂，余见而骇然，吾婶母虚羸之体，表而又表，如何能受。倘大汗一出，其转变即危殆矣！且每届发热之时，必饮热汤数碗，明是津液枯竭，引水自救之候。遂向叔申明其故。盖婶母体气虚弱，今被医者猛药劫汗，大汗之余，阳为所伤，阴无所附，故发热而渴。夫汗者，心之液也，其往来寒热者，缘阴血随大汗而泄，不能附气以行，聚于肌肉之间，置少阳、阳明之界，遇阳则热，遇阴则寒，症似少阳，实非少阳也。方用制首乌一两，潞党参五钱，焦白术五钱，白茯苓三钱，广木香三钱，盐炒附片三钱，制香附三钱，炙甘草二钱，引用鲜藕一只，捣破同煎，盖此物生清热补，且能通血滋阴，藉以为引，实奉以为君也，服数剂即平复如故。

或问曰：此症往来寒热，明是少阳，口渴饮水，明是阳明。仲景《伤寒》遇少阳、阳明，通用小柴胡汤，而何以确知其为非少阳、阳明，不用小柴胡，而用参苓术草等药，盍以告我？

余曰：柴胡、黄芩，原是往来寒热两解表里之药。此症既有往来寒热，自然兼有少阳，但疟疾之寒热，以少阳为重，虚病之寒热，不以少阳为重也。盖此症经大汗之后，血液枯竭，并无邪热在内。经曰，口渴而喜饮汤水者，非口渴也，乃阴虚也。阴虚之人，其尚敢用柴胡、黄芩乎？经又曰，甘温能除大热。故用参术鲜藕等甘温之药，是以随手而奏效也。或又曰：此症既属阴虚，又属津竭，白术乃燥湿之药，似非所宜。余曰：此乃似是而非之语，不足以为定论也。盖久病寒热，脾土必虚，白术乃补脾之药，脾土健旺，肺金即得其所归，气有所归，即不与营血争并，营血与卫气和谐，往来寒热，不治自愈。况又有首乌以敛阴，当、附、木香以引气归脾，阴长阳生，子母相顾。临症者，当以意逆，不可摭拾陈言，为时下方书所误。

洪姓妇人，于产后伤风，兼之瘀血未尽，头痛鼻塞，寒热往来。医者不察，误为少阳、阳明表症，投以桂枝、柴胡等汤，转成谵语，举家惶惑，延余诊治。寸关脉洪大无伦，谓之曰：此瘀血未尽，郁而为热者也。方用生地一两，当归八钱，以清热而养血；潞党参五钱，以固气；生大黄五钱，以逐瘀；甘草三钱，以和中。另用生地二两，水泡绞汁冲药，以滋阴而降火，病势垂危，非此大力不解。果一剂而减，再剂而愈。夫产后伤风，当以末治，恶露未尽之时，又当先逐其瘀，不可顾忌，瘀去乃能生新也。然必审其病情，观其形体，察其脉息，毋得孟浪焉可。

茂才秦馨山，性豪嗜酒，因就幕官署，饮酒过多，阳明胃腑，为酒所伤。病患咽燥口渴，寒热往来，百药不效，与舁而归，势颇危殆。延余诊之，六脉洪大，右关更甚，谓之曰：此胃热之极，人参白虎症也。拟用元参五钱，生石膏一两，知母三钱，甘草一钱，葛根三钱，糯米一撮，同煎。馨山见石膏过重，意不敢服，余力劝之。馨山曰：此身千钧一发，生死由君主宰。余见其言凄惋，改用生石膏六钱，一服而热渴稍减，次服元参改用沙参，连日均以白虎汤为进退，十余日乃愈。

谵语便闭狂癫类

谵语一症，备列阳明篇。以热邪传入阳明，变成胃家实。谵语发潮热，不大便，法用三承气汤。后人宗之以为治，竟有遇阳明当下之症，屡下不效，转成危殆者，此何以故？不与申明其理，反疑仲景先师所立方法，未尽神妙，其何以昭示后人也。盖汉代以前，病伤寒者在十月、十二月，宋元以后，病伤寒者多在四月、五月。何所据而云然也？明时吴又可、喻嘉言诸先生，尚论温病，均言今时正伤寒，百无一二，温热病，十有六七。温热病在四月、五月，四月建巳与建亥之十月同宫，五月建午与建子之十一月同宫。冬之风寒，故十月冬月病者，谓之伤寒。春之风温，夏之风热，故春夏间病者，谓之温热。名推异，而病适同，十月、十一月之病，谓之伤寒。四月、五月之病，独不可谓之伤寒乎？冬月之伤寒为热病，夏月之伤寒亦为热病。如谓夏间之热病异于冬间，何以所用之方，仍是冬间伤寒症中论治之法。人事皆有变迁，天时岂无变迁乎？唯冬月之交，外感时热，内伏真寒，故解肌必用桂枝。夏月之交，外感时热，内蕴积热，桂枝非其所宜。后贤体验及此，改用辛凉解肌，创为温热病论。世之医者，不复知有伤寒矣。伤寒传里之热，只在阳明，温病传里之热，多入少阴。以攻下阳明之药，攻下少阴，是以愈下愈塞，愈攻愈危也。凡治春夏间温热病症，有转入阳明，陷入少阴，谵语潮热，循衣摸床，经芒硝、大黄屡下不通者，阳为阴蔽，非热下不能解也。审其热陷血分，大黄与肉桂同煎；审其热陷气分，大黄与附子同煎。通利之后，仍用甘寒之品，不得妄用辛燥。此之用桂附者，不过藉为向导也。仲景方中，桃仁承气，即是大黄与肉桂同用，后人不知变通，反谓仲景先师详于治伤寒，略于治温热，抑何愚也。谵语一症，有虚实不同，实者为谵语，虚者为郑声，言神言鬼，语乱无宗，及歌哭怒骂，锐不可当。更有踰垣上屋者，此火气逼迫实症也，大承气汤下之。如其人语言颠倒，重说不休者，正气为邪气所夺，虚症也。或风邪初退，正气未复，多言少神，均宜补益，不可妄用攻下。至于癫症，俗谓之疯魔，或由于失志，或由于妄想，或由于忧郁，其症笑语无常，喜怒不定，或时哭泣，或时歌唱，如痴如醉，秽洁不知，宜服白金丸及柏子解郁汤，或安神定志丸。

大承气汤

大黄　芒硝　厚朴　枳实

白金丸

白矾　郁金

共末为丸。

柏子解郁汤

首乌　白芍　黄连　香附　木香　新鲜柏子　当归　白术　茯苓　甘草

水煎温服。

安神定志丸

茯苓　茯神　人参　远志　菖蒲　龙齿　朱砂

附录医案

绵竹高国廷，因事业不遂，症患疯癫，语言颠倒，甚至无中生有，恍惚成象，心中跳动不安，诸医束手。余诊其脉，六部俱疾，肝脉尤甚，知其为抑郁所致，心中跳动不安者，火迫之也。拟用生地六钱，白芍六钱，首乌一两，莲子心三钱，黄连一钱，甘草一钱，新鲜柏子四十九粒炒香同煎，数服即愈。后用归芍地黄汤，加减为丸，未及一月即收全功。旁观者诧以为奇，而不知其极常也。盖国廷忧思不解，胸中所聚，全是一团郁火，肝木被其冲突，是以魂不守舍，有时身坐家中，魂游四外。肝不藏魂，所以恍惚成象，郁火熏蒸其心，是以心常跳动。余用首乌以解郁①，地、芍以养肝，黄连、莲心以清心解热，甘草以和脾，其妙处全在新鲜柏子。盖柏子禀纯阴之气，经冬不凋，能清心肾肝三经郁火，火一除而神魂安静，用柏子以为引，实奉柏子为君。古人只用柏子仁，未用新鲜柏子果，余宗其意，创而试之，竟获奇效，私心为之一快，录此以志一得。

成都游玉田，煮酒为业，白手起家，因军务初兴时，避兵严谷，适土匪滋扰，四处焚掠，玉田藏匿石洞，惊恐成疾，心中时常跳动，兼之子又夭亡，倍加抑郁，医治不愈，日近垂危，已经绝粒，赶制衣衾，其戚雷友仁浼余往诊，一决生死。诊其脉，右手三部，沉疾有力，胃气尚在，何至于死。不过抑郁太甚，积而为热，热气上冲于心，是以心常跳动。火上则加重，

① 郁：原作“二”，据正字本改。

火下则稍轻。脾[1]胃为心血之子，食欲不进者，母伤而累于子也。但玉田素性执拗，自以为知医，药与其意不合，即弃而弗食。余议及病源，意似首肯，向当于绵竹用新鲜柏子治愈高国廷，遂不劳思索。方用首乌一两，以滋阴降火；淮药四钱，以养脾阴；白术六钱，以助胃阳；生地四钱、黄连一钱，以清心而退热；炙甘草三钱，以保胃而和中。仍用新鲜柏子四十九粒炒香加入，以解郁而除心跳；另用鲜藕七寸，捣破同煎，以通达上下之气，使其连贯接续，数剂而即愈矣。嗣用八珍汤加龟鹿胶为丸，遂平复如故。按新鲜柏子，解心肾肝三经郁热，余屡试屡验。惜本草未经分疏，世医以其物贱，摒[2]之弗用，诚可惜也。

张心鉴之弟，于夏月病温热，医者不知辛凉解肌之法，妄用表散，使火邪上逼，鼻血长流不止。复用犀角、羚羊、黄连等药，以清其热，将阳邪引入少阴心经，舌生芒刺，谵语不休，发热燥渴，白昼稍轻，晚间加剧，服承气汤不效，拖延十余日，仅存一息于床褥矣。心鉴与余交厚，请为诊治。察其脉，头尾俱无，两关之脉，时而紧疾，时而迟细，有不可捉摸之状。谓之曰：此热邪陷入三阴[3]者也，法当下之。心鉴曰：芒硝、大黄已食之多矣。余曰：阳邪传入阳分，则芒硝、大黄可以破其坚垒，阳邪陷入阴分，则芒硝不能为力。盖芒硝性寒，能入阳分而不能入阴分也，法当以热药下之。方用厚朴三钱，枳实三钱，生地六钱，甘草一钱，以破逆气而除内热，外用生大黄五钱，黑附片五钱，另熬极熟，同前药冲服。一剂而即通利。随

① 脾：原作“肝”，据正字本改。
② 摒：原作“迸”，据正字本改。
③ 阴：原作“去”，据正字本改。

用人参白虎汤，出入加减，舌苔退尽，始改用清补之药，数剂获愈。

曾廷煌春月病温，医者误治，转成谵语，咽干口渴，舌生芒刺，昼夜发热，目瞪气粗，迫急无奈，延予诊治。六脉沉疾，谓之曰：此阳邪陷入阴分者也，法当以热药下之。方用元参五钱，生地五钱，厚朴三钱，枳实三钱，生栀仁三钱，生石膏六钱，生甘草一钱。外用生大黄五钱，黑附片五钱，另熬极熟，和前药冲服。再以生地一两，开水泡透，捣绞取汁，渴即与饮。药未尽剂，病者陡发寒战，床榻为之振摇，其子惧而来问。余曰：此战汗也，不可扰动，涎汗一出病即解矣。阅一时许，始得大汗。病者久不寐，汗出后即熟睡一觉，大小便皆通，随用人参白虎汤加减调理，舌苔尽退，改用香砂六君子汤，数剂而愈。

或问曰：舌生芒刺，大热、大渴、谵语，此太阳传入阳明，经所谓胃家实者是也。子何所见而确指为邪陷少阴？子用承气汤而加附片是下也，何以此症不以下解，而以汗解？试言其故。余曰：明乎哉问也！阳邪传入阳分，与阳邪陷入阴分之症，同一舌生芒刺，发热、发渴、谵语。但在阳分，则唇焦、口裂、舌无津润、谵语无伦而有力；若在阴分，则芒刺中尚有津润，口渴尚有止时，唇干而不焦，口燥而不裂，有时谵语，有时清白，不似阳明症之昏不知人，此认症之所以确凿也。但阳邪传阳，阳邪陷阴，均当急下。在阳分，以寒药下之；在阴分，以热药下之。藉阳药为引导，直入阴分，非用阳药以去病也。通利之后，急予养阴退阳，扶脾助胃，不唯热药不可用，即稍带辛燥之药，亦不可用也。此症之解于战汗者，非大黄、附子之能致汗，实以前所服诸表药，为群阴互结，未能透出肌表。今被附子、大黄冲开阴逆，所受寒邪遂争并外出，寒随汗溢，是以战汗而解也。

大足户吏廖某，于夏间申解地丁来省，途间感冒风寒，其弟自诩知医，以为风瘟，主用银翘散。寒邪錮蔽未出，更商别医，仍从瘟治，使阳邪陷入阴分，症变谵语、寒热自汗、口渴、目瞪、唇焦、舌生芒刺。医者屡用承气，小便微有，大便不通，连日不进饮食。医者、病者，均以为无救，拟即畀归，友人以余荐，姑请一视。诊其脉，六部俱沉疾而微，舌虽焦如锅饼，中间微有津润，晓之曰：此阳邪陷入阴分者也。阳邪传入阳分，则硝、黄可以通利；阳邪陷入阴分，必用阳药引经，乃能直捣其巢穴。此热下可愈之症，非死症也。方用生地五钱，元参五钱，生石膏八钱，知母二钱，以清金而降火；厚朴二钱，连翘三钱，以快膈而宽胸；甘草三钱，以和脾而养胃。外用生附子五钱，生大黄五钱，熬冲前药，以入阴而驱热邪。又恐伊见余方内用有附子，疑为阴症，改用桂附，为害匪细。当复委曲问导，方中所用附子，不过藉其热性直达少阴，非用附子以治病也。其弟坚以为阳病，不肯与服，转商前医，亦从而阻之。幸有伊同里沈鸿图，因赴秋闱，适与同寓，力为解劝，怂恿进药。服三道，即下利三次，诸症皆减，唯谵语未平。随用人参白虎汤，加入生地汁，三剂之后，舌苔壳退如蝉蜕。接用归芍六君子汤，数剂即平复如常。

〔附录〕医验外症

童牧村先生，因迁葬祖茔，日行山径，偶感风邪，兼以经费过巨，日夜踌躇，致使肝气不舒，耳后突结小核。自谓风寒结聚，用熟蛋滚取，烫成白泡，破之水出，迎外科医治。医者称为耳后发，于破皮流水之中撚以滚浓丹，意在提脓拔毒也。先生撚药后，痛不可忍，昼夜呻吟，饮食不进，召余问治。诊其脉，六部俱沉，肝脉稍紧，此乃肝家郁结，非外症也。先生曰：外科云是耳后发，我看此症，类于失荣，甚以为忧，尔乃指为肝家郁结，意亦似是何方治之？余遂拟用桂枝五钱，柴胡三钱，白芍八钱，甘草二钱，橘核五钱，荔枝核五枚，捣破为引，外用竹沥、姜汁，随时调敷。数服后，结核全消，此方之妙，不在用柴胡，而在用二核。盖柴胡同桂枝、白芍，只能舒散肝气，而所结之核，非二核不能建功。橘核善疏有形之气滞，荔核善破无形之气结。合而成方，故效如桴致。其外涂竹沥、姜汁者，以疮毒由内达外，患在肌肉之内，结核由外结内，患在膜原之间，皮之内，肉之外也，非竹沥不能达膜原，非姜汁不能散结滞。非成方也，亦奇治也，录之以志一得。

陶姓一子，年三四岁，其母于田间刈草，置之田侧，其子为湿寒所侵，左腋下陡生一核，大如覆杯，不许旁人摸视，延请外科诊治，指为腋下阴疽。方用穿山甲、附子等药，以攻其寒毒，尚未取服。陶姓为叶石文戚，余适在石文处遇之，笑请诊治。余欲解衣审验，其子坚护，随用手探其核，外虽如杯，四面并不焮肿，探其核颇能动移。余因前治童牧村先生耳后结核，创有成方，不待思索，嘱其用新鲜慈竹取沥，与生姜自然汁，和匀调涂。内服人参败毒散一帖，以清其源。其子畏痛，自以羊毫调竹沥、姜汁，核上涂之。不过二三日，即消散无踪矣。但此种治法，非古人所留，外科书中，亦无此论，无识者反以滋疑，不知此乃理之自然，未经体认，所以外科症中，多致开手即错。盖疮毒原由阴阳之症，均皆由内达外。阳症则焮红肿痛，阴症则但肿不疼。表里相连，内外如一。此症不然，虽有红肿，却不疼痛散漫，外虽如杯，内仅一核，以手捏之，颇能自走动。夫痈疽大毒也，郁热于中，宣发于外，确有定地定形，万无走动之理。认症未确者，切不可妄动刀针，辄施药撚，以误人而自误也。

李姓一女，年十四矣，左膊与左腿各生一疖，漫肿无头，不红不痛，请余诊治。余以为癸水滞阻，非疮疖也，先与通经和络。伊未之信，另延外科，日用箍药，两处均穿，但流清水，并无脓血，复用排脓卫生等剂，愈加沉重，用药生口，随生随穿，清水长流不止。数月后，复请余诊，仅存一息，形神俱脱，六脉洪大无伦，其父颇自悔恨，余亦无方救疗，未及十日而卒。

成都孝廉曹立亭之叔雅斋，余旧东也，一日来馆，笑谓余曰：先生女弟子，近日两手十指节多生疮疥，痒不可当，破之只有清水，并无脓血，已月余矣。乞赐一方以为治。余因李氏之女，已误于前，恐其再误，因谓之曰：别隔数年，女弟子年齿何若？雅斋曰：已十四矣。余曰：此癸水将至时也，十指均连心络，必是阻遏癸水，血脉未通，所以发生疮疥。不必妄服解毒药，拟用当归五钱，生白芍三钱，川芎三钱，生地三钱，血木通五钱，桂枝三钱，红花一钱，酒水各半煎服。果一服而疮疥消，再服而天癸至矣。

按《内经》所注，女子二七而天癸至。今时天道变迁，人事转移，女子有未及十四，而天癸即至者。如女子素性柔和，平日无病，癸水至而即通。若父母过于钟爱，女子骄养性成，或平日嗜食生冷瓜果、辛燥热物，贫家女子，日用冷水洗衣，癸水来时，未知禁忌，往往阴被阻塞，发生疮疖。阻于阳者，则发在身半以上；阻于阴者，则发在身半以下。妇人经闭者亦然。此种道理，不唯女之父母不知，即今之自谓高明医士亦不知也。彼细心医理者，尚知痈疽疮疖，均皆由内达外，遂未通经理血，犹能养血固脾。若遇粗工，则死守外科书本，以攻溃为先务，比至溃时，毫无脓血，则又多方调脓，清水流多，疮口不合，更议生肌，至死不悟。余历医数十年，亲见许多女子，癸水阻塞变生疮疖，由外科误治而死者，指不胜屈，可胜慨哉！附录于此，以告世之为女父母者，并以告世之医士，医妇女疮疖而妄肆攻毒者。

校注后记

《脏腑图说症治合璧》又名《脏腑图说症治要言合璧》《中西医粹》，由清末中西医汇通派医家罗定昌所著，中华人民共和国成立至今尚未整理出版。此次在国家中医药管理局的古籍整理研究项目支持下点校刊行。现将整理过程和研究结果概述如下。

一、作者生平及成书简况

罗定昌，字茂亭，清末秀才，生卒年不详，成都华邑（今成都双流县华阳镇）人，是中西汇通派早期代表人物。罗氏早年习儒业，精于医学和周易，曾与好友卓垣焯等人共同编纂了《全蜀节孝录》。罗氏医学思想尊崇张仲景、喻嘉言等人。时人称赞罗氏用药多奇中。章次公列举四川医生善用附子时，曾提到罗定昌运用承气汤加附子的经验。童开万的父亲在成都锦江讲学时，罗曾拜读于童父门下，童父很欣赏罗氏所撰《脏腑图说》，打算捐资出版，但因童父擢升官职离开成都而未能实现。其后，罗定昌因攻读举子业屡试不第，于是投笔从戎，参加镇压清末小凉山地区雷波县彝族起义的战争。一别十余年，等再次与童开万相逢时，童父已逝。为了实现父亲的生前的愿望，童开万向朋友募捐，于清光绪二十年首次刊刻罗氏著作，名为《中西医粹》，又名《脏腑图说症治合璧》。

《中西医粹》是罗定昌的好友卓垣焯等人赠赐之名。卓氏在序言中提到“西医之论脏腑，详形而略理；中医之论脏腑，详理而略形”，赞美此书取中西医之长而得其精粹之意。本书共四卷，可以概括为脏腑图说、脏腑各图、症治要言、医案类录四个部分。

二、版本考证

（一）书目记载的版本源流

《脏腑图说症治合璧》在清末和民国时期曾多次刊行。查阅《中国中医古籍总目》和《全国中医图书联合目录》，本书的主要版本情况如下。

1.《脏腑图说症治合璧》又名《脏腑图说症治要言合璧》《中西医粹》，主要有6个版本，即：①清光绪二十年（1894）刻本，藏于中国中医研究院图书馆；②清光绪二十一年（1895）石印本，藏于四川大学医学图书馆；③清光绪二十三年（1897）童氏刻本，藏于成都中医药大学图书馆；④清光绪二十七年（1901）正字山房刻本，藏于甘肃省图书馆；⑤清光绪三十年（1904）文汇堂刻本，藏于成都中医药大学图书馆；⑥1921年上海千顷堂书局石印本，藏于中国中医研究院等图书馆。

2. 另外《中外医书八种》合编中的前四个分册也有《中西医粹》的内容，主要版本有：①清光绪二十七年（1901）四川正字山房刻本，藏于中国中医研究院等图书馆；②清光绪三十年（1904）成都文汇堂刻本，藏于成都中医药大学图书馆。

（二）版本实地考察调研情况

通过对北京、成都、兰州等地的各个版本进行实地调研，发现情况如下。

1.《中西医粹》（三卷、《医案类录》一卷）为清光绪二十年（1894）刻本，藏于中国中医科学院图书馆，图书馆检索名为“脏腑图说症治合”。其中三卷正文封面实际书名标为“中西医粹”。刻本保存完好，封面是“脏腑图说”，第一页写“中西医粹”，第二页写“脏腑图说症治合璧”，内附直隶王勋臣、泰西合信氏脏腑各图。前有童开万所作“弁言”，卓垣焯所作“中西医粹序”，恩承所作“脏腑图说症治合璧序”，罗定昌的“自叙”等，无王捷三所作的“脏腑图说序”。

2. 《脏腑图说症治合璧》单行本清光绪二十三年（1897）刻本，藏于成都中医药大学图书馆，内容不完整，缺少医案部分。

3. 《脏腑图说症治合璧》（共四卷）清光绪二十七年（1901）正字山房刻本，藏于甘肃省图书馆。其内容实为《中外医书八种合刻》中的前四个分册，版式也基本相同；扉页上写“中外医书八种合刻”，但“八种”二字用白纸粘贴掩盖。正文部分是沿用光绪二十年刻本的底版；序言顺序和内容与成都文汇堂刻本相同。但该版本保存不是很好，书中多个地方有读者圈点的句读和墨迹，有些字体不清或是损坏。

4. 《中外医书八种合刻》正字山房刻本，藏于成都中医药大学图书馆、中国中医科学院图书馆，皆为清光绪二十七年（1901）四川正字山房刻本，其中一套纸为宣纸，另一套为毛边纸，两书内容和版式相同。包括7个分册：一《脏腑图说》、二《脏腑图说症治合璧》、三《症治要言》、四《医案类录》、五《中西医解》、六《脉学辑要》、七《皮肤新编》。其中前四个分册的目录与《中西医粹》的相同，但序言有增删：多了王捷三所作的“脏腑图说序”（为手写草体），未见“脏腑图说症治合璧序”。

5. 《中外医书八种》清光绪三十年（1904）成都文汇堂刻本，藏于成都中医药大学图书馆。内容、版式和目录与正字本相同，只是扉页第一面写“脏腑图说”，第二面写“光绪甲辰年文汇堂新刻”。此版本内容较全面，序言部分又增加了理藩院员外郎恩承所作“脏腑图说症治合璧序”。

6.《中西医粹》1921年上海千顷堂书局石印本，藏于中国中医科学院图书馆，分上、中、下卷，后附“春温痢证三字诀”，缺少医案部分。该版本序言较完整，包括罗定昌“自叙”、王捷三的“脏腑图说序”、理藩院员外郎恩承所作“脏腑图说症治要言合璧序”、卓垣焯所作“中西医粹序”以及“脏腑图说凡例”“症治要言凡例”“症治要言引”等。该书为石印本，扉页有“千顷堂书局商标”。

（三）版本考订

经过实地调研，从各版本的字体、版框版式、版框大小、版心特点等来看，《中西医粹》清光绪二十年（1894）刻本、《脏腑图说症治合璧》清光绪二十三年（1897）刻本、《中外医书八种合刻》前4个分册正字山房刻本和文汇堂刻本应属同一版本系统，各版本差异主要在于序文的顺序，以及序文、医案的完整度。而《中西医粹》1921年上海千顷堂书局出版石印本的版式、字体明显与刻本不同，而且删去了医案部分，后附“春温痢证三字诀”。因此本书主要有两个版本系统，即刻本和石印本。

另外，在《中国中医古籍总目》《全国中医图书联合目录》中出现了“正宇山房”“正字山房”两处不符之处。整理者经实地调查及相关资料考证，初步认定应为“正字山房”。

清光绪三十年（1904）成都文汇堂刻本《中外医书八种》前四个分册中的《脏腑图说症治合璧》内容较全面，序言最全，本次整理以此为底本，以清光绪二十七年（1901）四川正字山房刻本《中外医书八种合刻》前四个分册中的《中西医粹》内容为主校本。《中西医粹》清光绪二十年（1894）刻本虽为最早版本，但缺少王捷三所作的“脏腑图说序”。此版本与清光绪三十年（1904）成都文汇堂刻本《中外医书八种》前四个分册中的《脏腑图说症治合璧》内容差别不大。

三、“中西医士脏腑图”考证

《脏腑图说症治合璧》卷中“中西医士脏腑图”部分，为罗定昌选录王清任《医林改错》中的脏腑图及英国传教士合信氏《全体新论》中的西医脏腑图而成。

将“中西医士脏腑图”中的勋臣图（共10图）与清道光十年（1830）京都隆福寺三槐堂本进行了校对，并无差异。

将“中西医士脏腑图”中的西医图（共16图）与始于清道光二十五年（1845）完成于清咸丰元年（1851）的海山仙馆丛书本中的《全体新论》进行了校对。除“中西医士脏腑图”中的“西医膀胱图”“西医破边阳物图”与《全体新论》中的“膀胱图”“破边阴茎图”相同外，其余各图在《全体新论》中均未找到原图。据查阅相关资料，合信（1816～1873），毕业于英国伦敦大学医学专业，1839年来华传教。合信在华期间，先后译著过6部介绍西洋医学或有关的书籍，1851年出版的《全体新论》就为其中之一。《全体新论》成书后，在1859年合信离华之前几经修改，至少有两个改订版，分别改订于1853年和1853至1855年之间。三个版本在图文上存在着差异，初版（1851年版）有图136幅，二版（1853年版）有图271幅，三版（1853～1855年版）有图212幅①。可见，罗定昌选录的西医脏腑图应为1851年以后的《全体新论》版本。

---

① 陈万成．《全体新论》插图来源的再考察——兼说晚清医疗教育的一段中印因缘［J］．自然科学史研究．2011，30（3）：257—277.

四、学术思想研究

《脏腑图说症治合璧》全书共四卷，卷上“脏腑图说”部分以脏象学说配合易理阐论脏腑的形象部位和功能，以脏腑配合八卦、干支、太极图及五运六气等立论；卷中“脏腑各图”部分是罗定昌选录王清任《医林改错》的“改正脏腑图”及英国传教士合信氏《全体新论》中的“西医解剖图”而成；卷下“症治要言”部分分论十二经脉的主病症治，仿《伤寒论》体例，各经症治先论脉络，次论病情，后论方药，辨明寒热虚实，再列古今治验、方药及其加减；卷末“医案类录”部分为作者的若干医案与医论。

（一）“脏腑图说”部分中的“天人合一”医易学术思想

“脏腑图说”集中体现了罗氏“天人合一”的医易思想特色。正如其书题下所言“本天人合一之理以谈医，考脉络脏腑之象以绘图”。其文纵论医易，其图以形解文，综览全书，其“天人合一”思想主要反映在以下方面。

1. 八卦卦象与脏腑相应

医易相通，历代医家均认为八卦可与脏腑相合，但相合的方式尚无定论。罗氏认为，八卦与五脏相合的关系是：离应心，兑应肺，艮应脾，震应肝，坎应肾。又以八卦与方位结合，将五（六）脏六腑均与八卦相配，其说自成一派，实有发人所未发之见。此外，在八卦脏腑相配的基础上，罗氏还结合《易传》对《素问·阴阳应象大论》之“天气通于肺，地气通于嗌，风气通于肝，雷气通于心，谷气通于脾，雨气通于肾”论，从易象的角度做出了解释，体现了其深厚的易学与医学造诣。在此基础上，罗氏绘制了八卦干支分配脏腑图，以彰显其论。

2. 干支与脏腑相应

在诸多中医文献中都有干支与脏腑相配的内容，其配属关系历来分歧不大。罗氏在卷上“脏腑图说”所述的干支与脏腑配属关系亦与多数医家的认识相符，但罗氏对干支与脏腑相应关系的认识，不仅是着眼于干支本身，更是结合干支与方位、八卦及五运六气的理论，对其配属相应关系进行综合分析，并由此关系出发，阐释其意义，绘制了“八卦干支分配脏腑图”。同时，罗氏还以地支时辰与脏腑气血运行相合，绘制出“脉息流行部位丈尺图”，从干支与人体脏腑相应的角度，丰富了其天人相应的学术思想的内涵。

3. 五运六气与人体相应

罗氏认为，“天地有五运六气，人身亦有五运六气”，指出，天枢穴“左临甲乙，上承戊胃，右临庚辛，下接己脾”，依此阐释《内经》中关于“天枢之上，天气主之，天枢之下，地气主之”的原理。并根据五运六气理论，对《内经》所载“显明之右，君火之位也，君火之右，退行一步，相火治之，复行一步，土气治之”的疑难问题做出了阐释，指出五行之气相生相治、相克相承是脏腑功能正常的重要保证。因而，罗氏提出，“人身之气血，实与天地之气运相经始”，“天地旋转之机，阴阳变化之妙，具于人身，隐于卦象，配于干支，合于脏腑”，人体脏腑生理功能及病理变化均与天地之五运六气相关，依此认识，绘制“二十四气流行图”“四时运气主客图”，使“千古疑城，至此而破”。

4. 太极阴阳五行与人体相应

人体五脏系统分别归属于五行之中，成为构建中医学天人相应的整体观念的基础之一，各脏腑功能正常依赖于阴阳协调平衡，而阴阳五行失衡，则将导致疾病发生。罗氏认为，“人未赋气，乃为无极，人甫赋气，即为太极”，因此，人体还有一个如易之太极的中枢，“天地未分之前是为太极，阴阳既判而后，即成两仪”。这个中枢，罗氏认为应于人身之脾胃，并指出，人身太极有三，鼻与肾为先天无形之太极，脾胃为后天有形之太极，丹田为后天无形之太极。在此认识基础上，罗氏绘有“太极一元图”“戊己两仪图”“五行五脏图”“男女肾脏丹字图”其“戊己两仪图”以脐为中轴，以脾胃为阴阳两仪，“五行五脏图”以脐及脾胃为中枢，也反映了罗氏重视脾胃的理论认识。

5. 人与天地相应

人禀天地之气而生，人身即一小宇宙，罗氏认为“易象阴阳，九宫八卦，天干地支，时节气运，无一不蕴于胸腹之中”，“人身之气应日，人身之血应月”，并以气血运行与日月运行相配，绘制出“星宿运行宫度图”。对具体医学问题，亦参合易象阴阳，有独到见解。如对中医理论中的千古疑题三焦，更是独辟蹊径，依据《内经》“上焦如雾，中焦如沤，下焦如渎”等论断，结合人体之气的运行，指出，上焦为膻中，中焦为胃，下焦为脾。对寸口脉诊定位，历代医家见解多有分歧，罗氏以天人相应为基础指出，切脉部位当依十二支分配为定，从十二支分配脏腑、五行相生、脏腑部位，指出寸口脉诊应以左寸诊心、心包，左关诊肝胆，左尺诊小肠、膀胱、肾，右寸诊肺、三焦，右关诊脾胃，右尺诊大肠、命门、胞胎。

（二）从“症治要言”与“医案类录”部分观其效法《伤寒论》的学术特色

在卷下“症治要言”部分和卷末“医案类录”部分中，罗氏尊仲景，遵古方，而在治疗上又独辟蹊径。

1. 尊仲景，效法《伤寒论》六经证治

罗定昌在“症治要言”及“医案类录”部分中的思想多尊崇张仲景，不仅“症治要言”的写作体例效仿《伤寒论》从六经论治疾病，而且“症治要言”和“医案类录”的方剂也多出自仲景的《伤寒论》。

在“症治要言”中，罗定昌仿伤寒体例从六经来讨论疾病的治疗。每一经先论经脉的走向、分布，次论此经的病症表现、用方，最后列出所用方剂的药物组成，药物加减，使用注意，而且每一方剂都注明出处，便于读者查阅。在此卷的凡例中，罗氏谈到，“古今的医书，论脉络者，或未论及病形，论及病形者，或未论及脉络。其中，病象虚实，方药加减，每多散漫无归”。所以，罗定昌以经络出发，提纲挈领来讨论该经所过部位出现的病情，列举方药加减。在讨论病情时，罗氏透过外显病情结合脉象，“认脉认症”四诊合参，辨清疾病的本质，当补当清，一清二楚。

在“医案类录”中，罗定昌自言效法喻嘉言先生所著《喻意草》，将自己诊治疾病过程中的获效的部分病案存记下来，“自镜得失”。《医案类录》每一类病症之下，罗氏仍然采用先辨病症部位与六经的关系，次论病情分寒热虚实，后附方药。多为“迎合《内经》，参考仲景”。

可见罗定昌的“症治要言”及“医案类录”都受到了仲景《伤寒论》的极大影响，也可看出罗氏对仲景的推崇。在“症治要言”中，罗氏自言“方中仍首列桂枝汤，所以尊仲景，示不忘本也”。

2. 遵古法，用古方，亦别运神思

在“症治要言”和“医案类录”部分中，罗定昌在运用方药时多遵从古方，对古方的药味、分量都未做增减。罗氏言“谚云：医不执方，合宜用而用。并非谓某病定用某方全药。某方药味定要依照本方分量，其所以照录古方药味分量，不肯增损一字者，一以表古人慎重方药之心，一以杜后世师心自用之弊”，可见罗定昌对古方的尊重。但他在运用古方的同时亦有自己的独创。比如在治疗咽喉肿痛类疾病时，通过不断的实践，罗定昌发现不论虚实，先令服童便一碗，即便是咽喉肿痛滴水不入之人，服用童便后，汤药就可服下。运用此方法，多获奇效。罗氏在治疗病症中使用方药时“有与古治合者，恪遵古法，有与古法不合者，别运神思”。

在认识病症时，他亦注意到应“天人合一”，提出当时的天时、人事与古时已有不同，病症也应该会发生变化。“唯念今之温热，即古之伤寒，同是时行热症”，发生变化的原因是因为“汉代以前在冬，汉代以后在夏。人事既有变迁，天时岂无转移，名贤证论医书，均谓今时正伤寒百无一二，温热病十有八九。抑知巳与亥同宫异位，子与午亦同宫异位，亥子之月病者为伤寒，巳午之月病者，独不可谓伤寒乎”。因此，看待病症时应具有因人、因时、因地的眼光。

五、结语

《脏腑图说症治合璧》是中西汇通派早期的代表著作。在西学东渐的过程中，较早吸纳西方医学的解剖知识，并尝试运用中医学的思维方式来解读其中的内容。其学术思想，融汇了中医经典理论、《周易》等象数理论和西医解剖知识。卷上“脏腑图说”部分中用象数理论解释藏象学说的观点，以及书中“易象脏腑病机指掌图”皆罗定昌本人的创新和发挥。卷中“脏腑各图”部分中的解剖图谱虽然没有当今的解剖图形象直观，但它保存了那个时代的原貌，为我们了解西学东渐的过程提供了珍贵资料。卷下“症治要言”部分则受《伤寒论》影响较大。卷末“医案类录”部分是作者的若干医案和医论。由是观之，其学术源流兼容中西、医易各途，而更备作者本人的创新。

鉴于本书在藏象学说及中西汇通等方面重要的学术价值，将此书重新整理出版，以充实中医基础理论和临床实践，显得尤为必要。

此次对《脏腑图说症治合璧》的版本调研工作由云南中医药大学柳亚平和汪剑共同完成。序言部分的点校由柳亚平完成；卷上“脏腑图说”部分、卷中“脏腑各图”部分由云南中医药大学中医基础理论教研室杨胜林校注；卷下“症治要言”部分、卷末“医案类录”部分的校注及内容提要、校注说明由云南中医药大学中医基础理论教研室谢薇完成。校后记由柳亚平、杨胜林、谢薇共同完成。另外，还有赵宜鑫、腾超、贺文龙、马淑芳等学生也参与了部分文字录入和文稿核对工作，在此一并感谢！

总书目

医　　经

内经博议
内经提要
内经精要
医经津渡
素灵微蕴
难经直解
内经评文灵枢
内经评文素问
内经素问校证
灵素节要浅注
素问灵枢类纂约注
清儒《内经》校记五种
勿听子俗解八十一难经
黄帝内经素问详注直讲全集

基础理论

运气商
运气易览
医学寻源
医学阶梯
医学辨正
病机纂要
脏腑性鉴
校注病机赋
内经运气病释
松菊堂医学溯源
脏腑证治图说人镜经
脏腑图说症治合璧

伤寒金匮

伤寒考
伤寒大白
伤寒分经
伤寒正宗
伤寒寻源
伤寒折衷
伤寒经注
伤寒指归
伤寒指掌
伤寒选录
伤寒绪论
伤寒源流
伤寒撮要
伤寒缵论
医宗承启
桑韩笔语
伤寒正医录
伤寒全生集
伤寒论证辨
伤寒论纲目
伤寒论直解

伤寒论类方
伤寒论特解
伤寒论集注（徐赤）
伤寒论集注（熊寿试）
伤寒微旨论
伤寒溯源集
订正医圣全集
伤寒启蒙集稿
伤寒尚论辨似
伤寒兼证析义
张卿子伤寒论
金匮要略正义
金匮要略直解
高注金匮要略
伤寒论大方图解
伤寒论辨证广注
伤寒活人指掌图
张仲景金匮要略
伤寒六书纂要辨疑
伤寒六经辨证治法
伤寒类书活人总括
张仲景伤寒原文点精
伤寒活人指掌补注辨疑

诊　法

脉微
玉函经
外诊法
舌鉴辨正
医学辑要
脉义简摩
脉诀汇辨
脉学辑要
脉经直指
脉理正义
脉理存真
脉理宗经
脉镜须知
察病指南
崔真人脉诀
四诊脉鉴大全
删注脉诀规正
图注脉诀辨真
脉诀刊误集解
重订诊家直诀
人元脉影归指图说
脉诀指掌病式图说
脉学注释汇参证治

针灸推拿

针灸节要
针灸全生
针灸逢源
备急灸法
神灸经纶
传悟灵济录
小儿推拿广意
小儿推拿秘诀
太乙神针心法
杨敬斋针灸全书

本　　草

药征
药鉴
药镜
本草汇
本草便
法古录
食品集
上医本草
山居本草
长沙药解
本经经释
本经疏证
本草分经
本草正义
本草汇笺
本草汇纂
本草发明
本草发挥
本草约言
本草求原
本草明览
本草详节
本草洞诠
本草真诠
本草通玄
本草集要
本草辑要
本草纂要
药性提要
药征续编
药性纂要
药品化义
药理近考
食物本草
食鉴本草
炮炙全书
分类草药性
本经序疏要
本经续疏
本草经解要
青囊药性赋
分部本草妙用
本草二十四品
本草经疏辑要
本草乘雅半偈
生草药性备要
芷园臆草题药
类经证治本草
神农本草经赞
神农本经会通
神农本经校注
药性分类主治
艺林汇考饮食篇
本草纲目易知录
汤液本草经雅正
新刊药性要略大全
淑景堂改订注释寒热温平药性赋
用药珍珠囊　珍珠囊补遗药性赋

方　书

医便

卫生编

袖珍方

仁术便览

古方汇精

圣济总录

众妙仙方

李氏医鉴

医方丛话

医方约说

医方便览

乾坤生意

悬袖便方

救急易方

程氏释方

集古良方

摄生总论

摄生秘剖

辨症良方

活人心法（朱权）

卫生家宝方

见心斋药录

寿世简便集

医方大成论

医方考绳愆

鸡峰普济方

饲鹤亭集方

临症经验方

思济堂方书

济世碎金方

揣摩有得集

亟斋急应奇方

乾坤生意秘韫

简易普济良方

内外验方秘传

名方类证医书大全

新编南北经验医方大成

临证综合

医级

医悟

丹台玉案

玉机辨症

古今医诗

本草权度

弄丸心法

医林绳墨

医学碎金

医学粹精

医宗备要

医宗宝镜

医宗撮精

医经小学

医垒元戎

证治要义

松厓医径

扁鹊心书

素仙简要

慎斋遗书
折肱漫录
济众新编
丹溪心法附余
方氏脉症正宗
世医通变要法
医林绳墨大全
医林纂要探源
普济内外全书
医方一盘珠全集
医林口谱六治秘书
识病捷法

温　　病

伤暑论
温证指归
瘟疫发源
医寄伏阴论
温热论笺正
温热病指南集
寒瘟条辨摘要

内　　科

医镜
内科摘录
证因通考
解围元薮
燥气总论
医法征验录
医略十三篇
琅嬛青囊要
医林类证集要
林氏活人录汇编
罗太无口授三法
芷园素社痎疟论疏

女　　科

广生编
仁寿镜
树蕙编
女科指掌
女科撮要
广嗣全诀
广嗣要语
广嗣须知
孕育玄机
妇科玉尺
妇科百辨
妇科良方
妇科备考
妇科宝案
妇科指归
求嗣指源
坤元是保
坤中之要
祈嗣真诠
种子心法
济阴近编
济阴宝筏
秘传女科

秘珍济阴

黄氏女科

女科万金方

彤园妇人科

女科百效全书

叶氏女科证治

妇科秘兰全书

宋氏女科撮要

茅氏女科秘方

节斋公胎产医案

秘传内府经验女科

儿　　科

婴儿论

幼科折衷

幼科指归

全幼心鉴

保婴全方

保婴撮要

活幼口议

活幼心书

小儿病源方论

幼科医学指南

痘疹活幼心法

新刻幼科百效全书

补要袖珍小儿方论

儿科推拿摘要辨症指南

外　　科

大河外科

外科真诠

枕藏外科

外科明隐集

外科集验方

外证医案汇编

外科百效全书

外科活人定本

外科秘授著要

疮疡经验全书

外科心法真验指掌

片石居疡科治法辑要

伤　　科

正骨范

接骨全书

跌打大全

全身骨图考正

伤科方书六种

眼　　科

目经大成

目科捷径

眼科启明

眼科要旨

眼科阐微

眼科集成

眼科纂要

银海指南

明目神验方

银海精微补

医理折衷目科

证治准绳眼科

鸿飞集论眼科

眼科开光易简秘本

眼科正宗原机启微

咽喉口齿

咽喉论

咽喉秘集

喉科心法

喉科杓指

喉科枕秘

喉科秘钥

咽喉经验秘传

养　　生

易筋经

山居四要

寿世新编

厚生训纂

修龄要指

香奁润色

养生四要

养生类纂

神仙服饵

尊生要旨

黄庭内景五脏六腑补泻图

医案医话医论

纪恩录

胃气论

北行日记

李翁医记

两都医案

医案梦记

医源经旨

沈氏医案

易氏医按

高氏医案

温氏医案

鲁峰医案

赖氏脉案

瞻山医案

旧德堂医案

医论三十篇

医学穷源集

吴门治验录

沈芊绿医案

诊余举隅录

得心集医案

程原仲医案

心太平轩医案

东皋草堂医案

冰壑老人医案

芷园臆草存案

陆氏三世医验

罗谦甫治验案

临证医案笔记

丁授堂先生医案

张梦庐先生医案

养性轩临证医案

养新堂医论读本

祝茹穹先生医印

谦益斋外科医案

太医局诸科程文格

古今医家经论汇编

莲斋医意立斋案疏

医　史

医学读书志

医学读书附志

综　合

元汇医镜

平法寓言

寿芝医略

杏苑生春

医林正印

医法青篇

医学五则

医学汇函

医学集成

医学辩害

医经允中

医钞类编

证治合参

宝命真诠

活人心法（刘以仁）

家藏蒙筌

心印绀珠经

雪潭居医约

嵩厓尊生书

医书汇参辑成

罗氏会约医镜

罗浩医书二种

景岳全书发挥

新刊医学集成

寿身小补家藏

胡文焕医书三种

铁如意轩医书四种

脉药联珠药性食物考

汉阳叶氏丛刻医集二种